AF391699

FRÉDÉRIC BARBEY

PULSION DE VIE

PROGRAMME ET TECHNIQUES POUR RETROUVER VOTRE ÉLAN VITAL

Mise en pages et couverture : Infinitus Graphics

ISBN : 978-2-9571602-0-4

FRÉDÉRIC BARBEY

PULSION DE VIE

PROGRAMME ET TECHNIQUES POUR RETROUVER VOTRE ÉLAN VITAL

TABLE DES MATIÈRES

REMERCIEMENTS

Merci à l'ensemble des mes formateurs en relaxation, hypnose, somatothérapie, psychopathologie, pratiques énergétiques et chamaniques. Vous êtes les chefs d'orchestre de cette fabuleuse aventure personnelle et professionnelle.

Gratitude d'avoir mis sur mon chemin de vie tous vos « laboratoires expérientiels » au service de l'intelligence de l'Etre. Merci aux Esprits de tous les lieux que vous avez mis à ma disposition. Vous êtes merveilleux et faîtes partie de ma famille de cœur.

Merci à mes Ancêtres, sans qui je ne pourrais mener cette merveilleuse aventure de la vie. Je reconnais vos souffrances et vos joies. Vous avez toujours fait comme vous avez pu. Paix et Lumière dans nos liens, dans le visible et l'invisible.

Merci à Toni pour son magnifique travail de mise en page et de création artistique ainsi que Melissa et Mirana pour leur aide fondamentale de structuration de mes pensées, Séverine M, Séverine B et mon père pour la relecture.

Merci à « ma » communauté YouTube et des autres réseaux sociaux. C'est une expérience qui me nourrit au-delà de ce que j'ai pu imaginer un jour. Nos liens n'ont rien de virtuel.

Merci à ma femme et mes enfants. Il n'est pas toujours simple de vivre avec un passionné hyperactif. Vous acceptez mes absences. J'espère que mes présences vous sont utiles et sécurisantes.

Merci à ma structure, ma forme, aux intelligences de mes mémoires d'avoir pu traverser les tempêtes et toutes ces expériences de libération, d'assouplissement de ma cuirasse, dans les cris, les larmes, les rires....

Vive la Vie.

De tout mon cœur.

Frédéric BARBEY

PRÉAMBULE

*« Le nouveau siècle s'achemine vers une
synthèse des différentes médecines sous
le signe du corps et de l'esprit. »*
David Servan Schreiber

Il y a 9 mois, lorsque j'ai commencé à poser les premières pierres de ce livre et couché les mots sur le papier, jour après jour, et rapidement, le livre a trouvé sa forme.

J'ai pu y exprimer mes propres vécus corporels et transformations psychologiques issus de mes nombreuses expériences thérapeutiques et de formation. Ce livre est vraiment le fruit de longues périodes de retour à mes ressentis et à mes observations lors de mes accompagnements en tant que thérapeute.

Neuf mois, c'est le temps symbolique pour accoucher de ce que je suis parvenu à intégrer du contenu très dense de mes années « trans-formatrices », bien convaincu que d'autres ouvrages pourraient voir le jour en fonction de l'expérience acquise, l'évolutivité de la méthode et sans doute mes rencontres avec de nouvelles approches.

Accoucher. C'est le bon terme et c'est très en relation d'ailleurs avec le titre de cet ouvrage : la pulsion de vie, c'est la puissance qui vient de notre bassin. C'est le berceau de l'expression de nos envies, nos désirs, de la puissance du féminin et du masculin réunis. Cette énergie ne demande qu'à émerger, elle remonte vers le haut de notre corps et peut se connecter aux plans supérieurs, sauf à être bloquée par des mémoires et expériences de vie non libérées.

Freud a particulièrement défini la pulsion comme concept fondamental de la psychanalyse dans ses deux topiques que nous aborderons succinctement dans ce livre.

Je préfère la notion de puissance qui, dans ma carte du Monde, symbolise le pouvoir que l'on a sur soi. En aucun cas il ne s'agit du pouvoir que l'on peut exercer sur l'autre, dans une position haute et manipulatrice. C'est la puissance que l'on peut sentir en soi, en étant reconnaissant d'observer les merveilleuses capacités de notre corps, de notre unicité, de l'amour que l'on se porte, de notre magnificence d'avoir traversé toutes les expériences de notre vie en étant là, vivant, respirant.

Une de mes formatrices, *Brigitte Chavas*, nomme le fait que nous sommes des œuvres d'art car nous avons fait comme nous avons pu et avons mis en place tellement de mécanismes de protection pour être là où nous sommes, dans notre forme et nos singularités.

Cette puissance intérieure, cette flamme sacrée a pu être fragilisée, abimée ou anéantie en fonction de nos expériences de vie.

Et cela commence dès notre naissance. Par notre manière d'arriver au Monde, nous conditionnons déjà en partie notre manière d'être au Monde. C'est toute l'intelligence du travail sur les matrices périnatales modélisées par *Stanislas Grof*. Ce psychiatre né à Prague en 1931 est un de mes « Maîtres » par sa vision transpersonnelle de l'être.

Dans les années 1960, il entame ses recherches auprès des patients atteints de schizophrénie avec l'utilisation de LSD pour créer des états non-ordinaires de conscience. Les résultats sont probants et il poursuit ses investigations avec l'aide du souffle. La respiration holotropique est alors née. Nous développerons cette approche en troisième partie de ce livre et je vous livrerai ma première expérience holotropique dans quelques pages…. Les expériences de régression à sa propre naissance y sont très fréquentes.

La pulsion de vie a donc pu être bloquée dès notre arrivée au monde et bien entendu par les histoires de la vie sous toutes ses formes, des angoisses traversées aux empreintes traumatiques qui ont pu figer l'énergie de Vie.

Le travail d'*Alexander Lowen* joue là-aussi un rôle fondamental et a motivé l'écriture de ce livre car je ne peux pas dissocier la notion d'énergie ou de pulsion de vie de son travail. Il s'intéresse particulièrement à la cuirasse caractérielle déjà étudiée par *Wilhelm Reich* qu'il rencontre en 1940 et dont il s'écarte finalement 12 ans plus tard pour développer sa propre conception bioénergétique. Sa thérapie consiste à travailler sur les stases (nœuds) contenus dans notre enveloppe corporelle pour faire circuler à nouveau l'énergie. C'est une thérapie psychocorporelle où les exercices physiques sont nombreux afin de se relier à sa pulsion de vie, à son énergie vitale.

C'est de tout cela dont ce livre va traiter, de manière la plus « simple » possible, de sorte à évoquer ensuite les techniques que j'ai pu expérimenter moi-même, auxquelles je me suis formé pour la plupart d'entre-elles et vous proposer un programme de prise de conscience, de manière introspective avant de passer à la phase expérientielle et vivantielle à la (re)conquête de votre propre pulsion de vie.

Je vous remercie de votre confiance et j'espère de tout cœur que vous vivrez à travers cet ouvrage une expérience initiatique passionnante. Je vous souhaite une belle lecture.

Puisse ce livre être à la hauteur de la qualité de mes enseignements reçus.

PARTIE

I

- De banquier à thérapeute -

|

CHAPITRE 1

LA DESCENTE

*« C'est en descendant dans le cœur le plus secret,
le plus profond de soi et en faisant partager aux
autres sa descente que l'on perçoit, que l'on
transmet le mieux le chant du collectif. »*
Jacques Lacarrière

Mai 2005

Je viens d'apprendre ma nomination à un poste de management. C'est la concrétisation de beaucoup de travail et de sacrifices et il s'agit de mon premier poste d'encadrement. Je l'ai beaucoup désiré et l'entreprise me fait confiance.

Seulement, je ne m'attends pas à cet instant à ce que mon esprit et mon corps ne soient pas au rendez-vous de mon désir. De nombreuses manifestations corporelles ont instantanément vu le jour, et ont grandi dans l'attente de ma prise de poste.

J'étais alors employé dans une grande banque et je me souviens particulièrement d'un repas à Paris pour saluer mes collègues à l'occasion de mon départ. Mon corps crie. J'ai des sensations de brûlures dans les bras et la langue. J'ai la tête dans du coton et l'impression que mon corps et mon esprit se dissocient. Je distingue à peine mon épouse assise à table en face de moi. Je ne comprends absolument pas ce qui se passe. J'ai juste envie de fuir.

Le principe de dissociation est très connu dans les états traumatiques comme les agressions par exemple. Il s'agit là d'un mécanisme de défense. Dans une situation « hors norme », il y a un processus de séparation mentale. Ainsi, toutes les perceptions, émotions se trouvent altérées bien que le sujet ne soit pas totalement coupé de la réalité. En fait, il s'agit d'un phénomène de transe pour faire face à la situation. Ce phénomène peut générer un état de stress post-traumatique (ESPT, PTSD en Anglais).

Est-il possible alors de créer un état pathogène sans réelle source traumatique ? En tout cas suffisamment d'anxiété, de peur, de sidération créent cet état de transe. Il s'agit d'un état non-ordinaire de conscience, sujet que nous aborderons en deuxième partie de ce livre.

Cet état non-ordinaire dans cette situation au restaurant n'a pourtant rien d'extraordinaire et pourtant mes fonctions sensori-motrices ont été altérées : douleur, sensation de brûlure, corps figé, vision et audition comme dans du coton. Si nous étions au début du XXe siècle et que j'avais été une femme, *Freud* ou *Charcot* m'auraient probablement diagnostiqué une forme d'hystérie !

La différence fondamentale est liée au fait que l'on ne trouve pas les critères d'éveil émotionnel liés à une situation non « digérée » et toujours présente dans le cerveau limbique. Dans ces circonstances, le cortex préfrontal qui a pour habitude d'analyser les situations dans lesquelles un sujet se trouve est comme anesthésié. La situation est alors gérée par le cerveau limbique, dans l'hippocampe principalement. C'est un peu comme une « cuve » à souvenirs non digérés. Parallèlement, l'activité dans les amygdales augmente. Elles agissent comme des signaux d'alarme qui se mettent en marche alors qu'il n'y a pas de danger. Le corps se met à la recherche de l'homéostasie (l'équilibre), comme s'il était encore face à des stimuli interprétés comme un danger.

En résumé, la partie de notre cerveau capable d'analyser la situation n'est plus assez disponible pour faire face à l'activité du cerveau émotionnel.

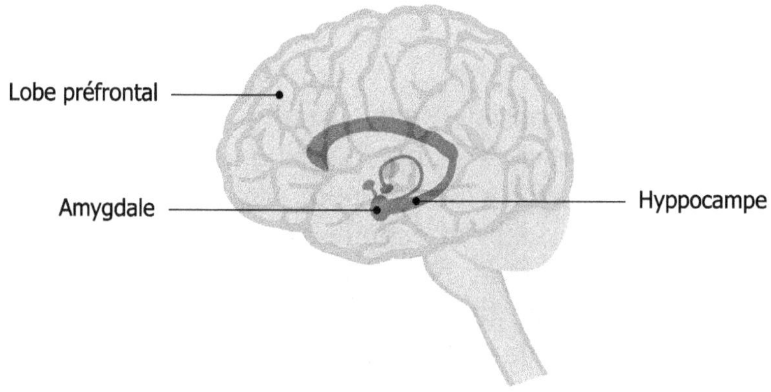

Ce même mois de mai donc, mon deuxième enfant arrive au monde. Ce fut évidemment un moment d'émotion intense mais je ne parviens pas à oublier les grandes souffrances intérieures que j'ai enduré à sa naissance (je ne modère pas celles de sa maman !) et les infirmières m'interdisent à ce moment de reprendre la route. Je suis ailleurs, abasourdi, avec ces courants électriques qui me traversent à nouveau le corps. Je suis figé, dissocié.

Pour parfaire ce portrait aux couleurs de grands changements, nous venons une nouvelle fois de déménager.

Ce mois de mai 2005 a donc été un déclencheur très net de mon état anxieux. Les changements ont une sérieuse tendance à générer du déni et de grandes phases de résistances. Pour ma part, les choses se sont exprimées intérieurement dans une douleur indescriptible et prodigieusement handicapante.

Mon médecin pose un diagnostic : Troubles d'anxiété généralisée (TAG).

Et c'est bien ce qui me permet de différencier un peu plus les ESPT de l'anxiété. L'anxiété est une appréhension déraisonnée car il n'y a pas de danger réel et pour autant on observe une tentative du système nerveux autonome de recréer l'homéostasie.

Février 2009

Je viens de passer quatre années sous traitement anxiolytique pour vivre le plus sereinement possible. Ces béquilles sont a priori efficaces pour moi mais les quelques tentatives pour arrêter ont échoué avec trop de souffrances physiques. Je continue bien entendu à progresser dans mon travail, avec de très bons résultats. Je suis apprécié de ma hiérarchie et mes collaborateurs. Ma vie familiale est équilibrée.

Tout pour être heureux ?

Un matin je n'ai plus envie de bouger, je n'ai plus de force. Mon énergie vitale semble éteinte. J'ai le sentiment d'être le spectateur d'une lente agonie intérieure. L'envie d'être seul fut prépondérante, tout en prenant soin d'expliquer à mes enfants et mon épouse la déferlante qui me tombait dessus. J'ai trop de souvenirs de mon enfant intérieur voyant ma mère trembler comme une feuille dans son lit, sans qu'aucun adulte ne prenne le soin de me donner du sens à ce qui se passait.

Cette fois on me parle de dépression.

Je vais décrire brièvement ce qu'est cette maladie, dont il est encore bien regrettable d'entendre autant de sottises à son égard comme « ça ne m'arrivera jamais », « j'ai la force de caractère » ou encore « je ne suis pas faible ».

Sur le plan des symptômes, on retrouve avec plus ou moins d'intensité : tristesse, sentiment de désespoir, perte de motivation et de facultés de décision, diminution du sentiment de plaisir, des troubles alimentaires et du sommeil, des pensées morbides et l'impression de ne pas avoir de valeur en tant qu'individu.

On ne sait pas encore avec précision ce qui cause la dépression, mais il s'agit probablement d'une maladie complexe faisant intervenir plusieurs facteurs liés à l'hérédité, aux événements de la vie ainsi qu'au milieu et aux habitudes de vie. La physiologie entre aussi en jeu car on observe chez les personnes dépressives un déficit ou un déséquilibre de certains neurotransmetteurs comme la sérotonine. Ces déséquilibres perturbent la communication entre les neurones.

Les traitements antidépresseurs pour stimuler la sécrétion de sérotonine (appelés inhibiteurs de recapture de la sérotonine) ont été pour moi très efficaces et m'ont permis de me relever quelques semaines plus tard, amaigri de douze kilos et sonné, mais debout.

J'ai découvert la relaxation entre ces deux épisodes (anxiété-dépression), ainsi que la psychothérapie analytique, les deux conseillées par mon médecin traitant, diplômé en psychologie. Je le remercie ici comme je le fais encore lorsque je le rencontre car au-delà d'avoir traité la maladie de manière allopathique, il a été le premier lien entre le monde de la relaxation et moi.

Mes premiers pas se sont faits en séances collectives. Je me suis étonné que jamais personne dans mon apprentissage de la Vie ne m'ai parlé de cette technique « vivantielle » avant ! Je choisis volontairement ce mot qui est un néologisme inventé par *Alfonso Caycedo*, père de la sophrologie, pour désigner l'expérience acquise dans la conscience que l'on met dans les expériences elles-mêmes. C'est étrange finalement de ne pas regarder, honorer, prendre soin de notre véhicule avec lequel nous sommes arrivés au monde : notre corps.

Je me suis alors emparé de cette étrangeté et surtout pris la décision de pratiquer régulièrement. Et c'est la règle fondamentale : ré-gu-la-ri-té. Sinon il ne se passe rien. Dans notre société où tout s'accélère, il est grand temps de ralentir, et de manière autonome rétablir l'équilibre ESPRIT-CORPS-CŒUR. L'explication est aussi physiologique car en vous relaxant vous stimulez votre système nerveux autonome du côté parasympathique et sécrétez ainsi de bonnes hormones (endorphine, mélatonine, DHEA...). Nous en reparlerons en troisième partie de ce livre.

Ma prise de conscience n'a pas été instantanée, comme une sorte d'illumination mais plutôt une succession de compréhensions et d'intégrations par la pratique.

Février 2011

De retour au travail après cet épisode dépressif, je suis à nouveau muté à Paris pour occuper un poste passionnant dans un beau quartier. Je retrouve la « joie » des transports en commun quotidiens, de l'ordre de quatre heures par jour, comme à mes débuts en 1998. Deux années plutôt sereines s'écoulent avec une hiérarchie fort intelligente et douée de qualités humaines et managériales indéniables, qui comprend comment je fonctionne et qui me nourrit intellectuellement.

Je suis parallèlement en pleine formation de « relaxologue » qui occupe de nombreux week-ends. Je commence même à recevoir quelques consultants le samedi ou dimanche pour les accompagner en cure de relaxation. Une partie de moi est alors déjà engagée dans son désir de transformation sans que j'en connaisse à ce moment les contours.

C'est alors que je découvre un symptôme nouveau chez moi : la phobie. Alors que j'ai pu prendre le train pendant des années, impossible de rester dans un wagon. Ou plus exactement, je m'y force mais à quel prix : crises de panique permanentes, le tout en silence. Je brûle à nouveau de l'intérieur, mon corps se tend. Je lutte de mon mieux, les écouteurs dans les oreilles pour tenter d'oublier l'environnement. Je fais mes premières expériences d'autohypnose qui me permettent de supporter l'environnement mais je mesure aussi que tous mes apprentissages ne sont pas suffisants à ce moment. La blessure est plus profonde.

J'ai conscience aussi que mon corps met tout en œuvre pour rétablir l'équilibre comme toujours. L'homéostasie représente la capacité de notre système nerveux autonome de mettre en œuvre ce qui est nécessaire pour que notre corps retrouve son équilibre. C'est ainsi que notre température corporelle varie ainsi que notre pression sanguine ou encore notre rythme cardiaque. J'exprime à mon corps toute ma gratitude car toutes ses tentatives pour rétablir cet équilibre sont parfaitement efficaces.

Il y a alors chez moi une approche duelle des évènements : je suis dans la souffrance mais je sais que c'est normal, très physiologique et que l'homéostasie se réalise. C'est épuisant mais c'est la réalité. J'ai à ce propos de sincères pensées ici pour chaque personne coincée dans sa souffrance et pour qui la psyché cherche à tout prix à gérer le déséquilibre intérieur. Car il y a bien une chose que j'ai compris et assimilé : la psyché fait tout pour résoudre ses conflits. Les crises phobiques, obsessionnelles, les troubles psychosomatiques sont bien des tentatives de résolution de nos conflits. Freud disait même que les délires chez les psychotiques sont des tentatives de guérison.

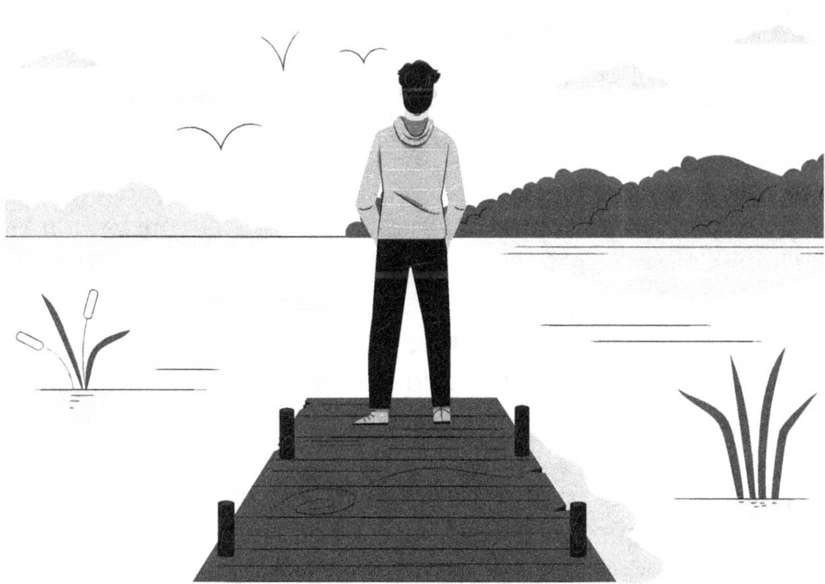

Pour développer mon propos, je parle ici de la deuxième topique Freudienne. Bien que je ne sois pas attaché particulièrement à l'approche Freudienne, je reconnais que sa modélisation des processus névrotiques est fort instructive. Je l'expose en quelques lignes, le plus simplement possible :

Freud définit trois instances présentes en l'homme, lesquelles régissent ses comportements, à la fois conscients et inconscients : le Ça, le Moi et le Surmoi.

Le Ça est « *la partie la plus obscure, la plus impénétrable de notre personnalité, marmite pleine d'émotions bouillonnantes. Il s'emplit d'énergie, à partir des pulsions, mais sans témoigner d'aucune organisation, d'aucune volonté générale ; il tend seulement à satisfaire les besoins pulsionnels, en se conformant au principe de plaisir. Le Ça ne connaît et ne supporte pas la contradiction* ».

Le Ça est donc le siège des refoulements de l'inconscient, des fantasmes et des besoins pulsionnels.

Le Surmoi est une instance qui intègre les règles : éducation, lois, morale, interdits...

Le Moi se retrouve donc « coincé » entre les désirs pulsionnels et les règles auxquelles il doit se conformer. Il tente de gérer au mieux les conflits psychiques qu'il reçoit dans la contradiction du Ça et du Surmoi. Il assure la stabilité du sujet, en l'empêchant au quotidien de libérer ses pulsions. Imaginez un instant que nous n'ayons pas de manifestations suffisantes du Surmoi, que nous soyons juste en lien avec nos pulsions, dont nos pulsions sexuelles... Nous serions dans la perversité et probablement atteints de troubles paraphiliques bien que je ne sois pas psychiatre pour être en mesure de l'affirmer.

On peut dire ainsi que nous sommes en permanence en conflit psychique. La plupart du temps, nous nous en accommodons et sommes ainsi équilibrés. En psychologie, on dit compensés.

Pour apporter une explication de type analytique au trouble phobique, nous pouvons évoquer des expériences à la petite enfance qui génèrent des angoisses dans la réalité extérieure. Celles-ci sont refoulées par l'inconscient pour éviter que nous n'y soyons confrontés et pour protéger la psyché.

Bien plus tard, il peut y avoir un retour du refoulé, et l'angoisse ressurgit, sous une autre forme. C'est le cas de la phobie où l'angoisse « originelle » est propulsée dans le Moi uniquement au contact de l'objet phobogène (avion, araignée, ascenseurs...).

Pour les obsessionnels, l'angoisse remonte au Moi et ne peut être apaisée que par des rituels (lavage, comptage, vérification...).

Il est beaucoup question ici d'angoisse de séparation, que Freud nomme angoisse de castration.

J'ai bien conscience que mes propos et démonstrations sont très simplifiés, le but étant d'apporter un éclairage compréhensible à ce phénomène qui touche 5 à 15 % de la population.

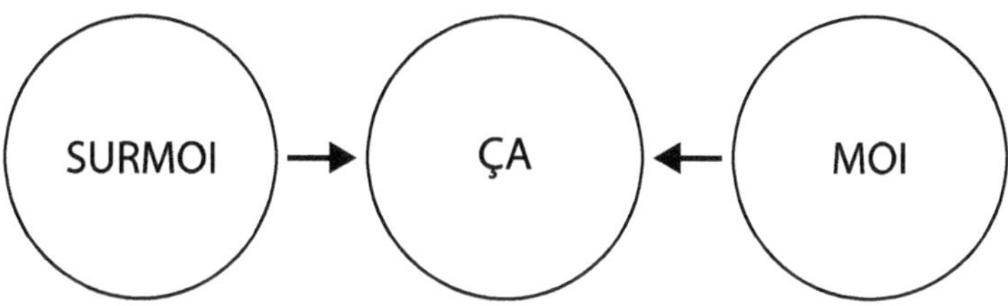

CHAPITRE 2

LE DÉSIR D'EXISTER ET DE VIVRE

« Le plus lourd fardeau, c'est d'exister sans vivre. »
Victor Hugo

Tout me semble si logique dans l'enchaînement des événements en les regardant dans une posture de témoin aujourd'hui. De ces symptômes que j'ai tenté d'enrayer chimiquement aux hurlements du corps qui ne demandaient qu'à mettre en mouvement les stases retenues à l'intérieur, c'était ma dualité qui s'exprimait : ne plus vouloir souffrir en acceptant un traitement et me libérer de mes souffrances en même temps.

Mais comment se libérer en ne souhaitant pas s'y confronter ? Ce n'est pas possible. En tant que thérapeute, je ne sais que trop bien le chemin que chacun aura à parcourir, en se reconnectant souvent à la réalité de ses angoisses originelles, en les déformant pour qu'elles se transforment dans la réalité d'aujourd'hui, dans le désir de s'en libérer, en se reconnectant à sa pulsion de vie.

Comme cité en préambule, notre corps est animé par l'énergie de Vie (appelée Ki au Japon ou Chi en Chine) et elle doit circuler. A la rencontre d'une stase (un nœud), l'énergie stagne, jusqu'à générer des symptômes divers. Tout le travail de *Wilhelm Reich*, puis d'*Alexander Lowen* consiste précisément à une mobilisation corporelle, parfois très intense, jusqu'au seuil de douleur sur le plan tissulaire afin de provoquer une décharge énergétique et rétablir l'équilibre.

Wilhelm REICH, proche de *Freud*, s'est aussi écarté du courant psychanalytique pour ouvrir l'espace des thérapies psychocorporelles, en rendant le sujet acteur de son processus de « *guérison* ». Si *Freud* évoquait la notion de libido comme « *la manifestation dynamique dans la vie psychique de la pulsion sexuelle* », la vision Reichienne est plus à l'évocation d'une énergie vitale psychocorporelle, bien vivante et bien réelle.

Reich a ainsi modélisé une organisation corporelle appelée cuirasse dotée de l'aspect tissulaire et caractériel (nous y reviendrons). 7 anneaux parcourent ainsi notre corps, où l'énergie vitale est potentiellement bloquée sous forme de stases.

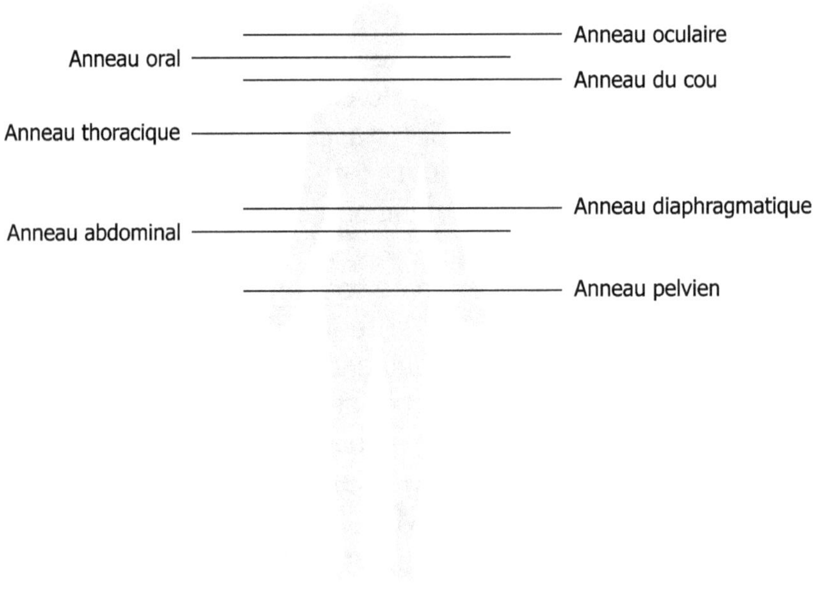

Voici comment Wilhelm Reich décrit les sept anneaux (ou sept cuirasses) dans son ouvrage intitulé <u>L'analyse caractérielle</u>. Avant d'entrer plus en détails, je vais vous illustrer de façon simple la cuirasse, terme qui peut sembler barbare pour des lecteurs encore novices quant à tout ce qui va suivre.

Nous pouvons assimiler la cuirasse à des bulles englobant de multiples régions de notre corps. Chaque région est liée à des zones spécifiques comprenant nos organes ainsi que nos muscles, régissant d'autre part la gestion de nos émotions négatives.

Désormais, regardons ensemble les sept cuirasses existantes ainsi que leurs caractéristiques.

La cuirasse oculaire

Cette dernière comprend le front, les yeux, les glandes lacrymales et la région des os malaires et cache dans son expression affective, la terreur, la panique, l'angoisse, le vide, l'incapacité de pleurer, le refus de voir ou d'exprimer par le regard, l'incapacité à regarder dans les yeux ainsi que tous les problèmes oculaires liés á la myopie, au strabisme, toutes les pathologies liées à la vue.

En d'autres termes, cette cuirasse apparaît dès la naissance, lorsque l'enfant cherche du regard le contact avec la vie en dehors du ventre de sa mère.

La cuirasse orale

Elle comprend la musculature du menton, des lèvres, de la gorge et de l'occiput. Elle a pour rôle de dissimuler l'envie de pleurer, de sucer, de mordre, de vociférer, de grimacer ainsi que toutes les émotions liées à cela. Cette seconde cuirasse est associée aux premières années de vie du nourrisson, lorsqu'il découvre la tétée jusqu'á l'absorption de nourriture solide et correspond également à l'expression des premiers besoins liés à la soif et la faim.

C'est une cuirasse qui cache les émotions en lien avec la tristesse profonde, l'ennui, le désespoir, la colère et la frustration.

La cuirasse du cou

Elle rassemble les muscles profonds du cou et de la langue. Cette cuirasse intériorise dans son expression affective, la retenue des émotions, des pleurs, de la colère et le réflexe de stocker, retenir et confiner son émotion.

C'est plus ou moins ce que nous, êtres humains, avons pour habitude de faire. Lorsque nous ressentons des émotions « négatives » ne demandant qu'à être exprimées, et que nous les bloquons, nous ressentons cette fameuse boule ayant tendance à nous paralyser de l'intérieur.

Elle est la troisième à se développer et correspond à l'expression affective du nourrisson, aux besoins non comblés dans la communication, lorsque l'enfant babille, sourit et établit la relation avec l'autre.

La cuirasse thoracique

Elle comprend le thorax et son panel large de muscles tels que les intercostaux, les pectoraux et les deltoïdes. Mais aussi les organes du thorax comme le cœur les poumons ainsi que les muscles des bras. Cette cuirasse masque les problèmes cardiaques, l'angoisse, la réserve, le contrôle, l'immobilité, la contrainte, l'affaissement, la non-expression des bras et des mains, la dureté, l'inaccessibilité, l'incapacité de saisir telle ou telle chose.

Toutes les émotions reliées à cette cuirasse sont la tristesse profonde, le désespoir, l'angoisse, les pleurs ou encore la rage. Mais elle soulève aussi cette impression d'avoir un nœud dans la poitrine, un peu comme la boule vue un peu plus haut.

D'autre part, cette cuirasse thoracique est la quatrième à se développer et correspond aux âges où l'enfant est capable de mettre en réveil des souvenirs traumatisants de mauvais traitements, de déception, le sentiment de perte, d'abandon et de rejet.

Selon *Wilhelm Reich*, cette cuirasse est le centre des segments cuirassés. En d'autres termes, c'est une forme de source, de point de départ.

La cuirasse diaphragmatique

Comme son appellation nous le laisse deviner, il correspond au diaphragme et ses organes comme le foie, la vésicule, l'estomac, le pancréas et la rate.

Cette cuirasse concernera les émotions liées à l'angoisse, le refus du plaisir, la sensation d'être en deux, la séparation du haut et du bas. Elle se forme à l'approche de l'adolescence, et est reliée aux premières expériences ressenties par les ondes de plaisir provenant du petit bassin et des organes génitaux.

La cuirasse de l'abdomen

Elle désigne les muscles abdominaux, les transverses, les psoas et le carré des lombes. Mais aussi les organes internes tels que : les viscères, les reins et les surrénales.

Cette cuirasse particulière se forme au même stade que la cuirasse diaphragmatique et pelvienne toutes deux reliées au refus du plaisir, au vide, au besoin de contrôler la vie, de retenir, de ne pas éliminer, d'être dans l'excellence pour répondre aux besoins des parents, à la compulsion, à la peur, à la coupure du cordon ombilical, à l'angoisse de la séparation.

La cuirasse pelvienne

Cette cuirasse englobe les muscles situés au niveau du petit bassin et des organes génitaux comme l'anus, le périnée et les muscles des jambes. Cette zone est liée à tout ce qui en lien à l'affectif et exprime la sexualité, la colère, l'angoisse, la rage destructrice, le désespoir et la tristesse.

Elle représente la dernière cuirasse et se forme au même âge que la cuirasse diaphragmatique et de l'abdomen.

Juillet 2014

C'est cette prise de conscience fondamentale et un travail personnel soutenu dans cette dimension psychocorporelle qui a orienté ma pratique vers les champs d'exploration transpersonnelle, en profondeur, car dans ma tentative de résolution de mes conflits psychocorporels avec l'aide de la relaxation, le corps s'assouplissait lors des pratiques mais il contenait encore ses mémoires actives.

C'est aussi dans cette période de vie que j'enchaîne les formations, en parallèle de mon activité à la banque : somatothérapie, hypnose, chamanisme, Reiki, EFT, psychologie, psychopathologie...

C'est ainsi qu'en juillet 2014, après neuf ans de luttes intérieures et de souffrances, je prends une décision radicale : je quitte mon entreprise pour me consacrer pleinement à l'accompagnement psychothérapeutique, intégrant une synthèse des approches auxquelles je me suis formé. Je n'ai d'ailleurs de cesse de poursuivre mon parcours de formation pour rencontrer des visions différentes, sortir de ma zone de confort, éviter les certitudes et maintenir le doute.

Je vous propose de regarder les symptômes comme des sources formidables d'épanouissement. J'honore vraiment aujourd'hui ces périodes de vulnérabilité (et non de faiblesse) car sans elles, je n'aurais jamais rencontré cet univers fantastique, si la porte d'entrée n'avait pas été celle du « malade ». A mon, sens, c'est d'ailleurs un avantage certain dans ma pratique thérapeutique. Les symptômes dépressifs et anxieux sont des motifs de consultation récurrents. En posant convenablement les vigilances, il m'apparait intéressant d'être en phase avec la compréhension de la douleur intérieure et de la prison de laquelle mes consultants émettent le souhait de se libérer. Disons que je crois comprendre et sentir ce qui se passe, sans être dans la réalité de l'autre. Honorer ses « descentes », c'est se permettre d'éclairer la caverne, les cryptes intérieures et révéler ses ressources, de prendre racine et de changer, profondément, en connexion avec le désir d'être et exister dans le respect de sa propre forme.

Août 2016

Il aura toutefois fallu un nouvel épisode de détresse, à la suite du décès de ma mère en août 2016, avec de nouveaux symptômes bien sûr, pour percevoir comme mes sous-personnalités avaient (et ont toujours) l'intelligence de montrer leur existence dans la matière. Toutes ces parties sont investies d'une intention de défendre, de protéger. C'est courageux de les regarder, comprendre leur existence, leur fonction. Proposer des alternatives aussi.

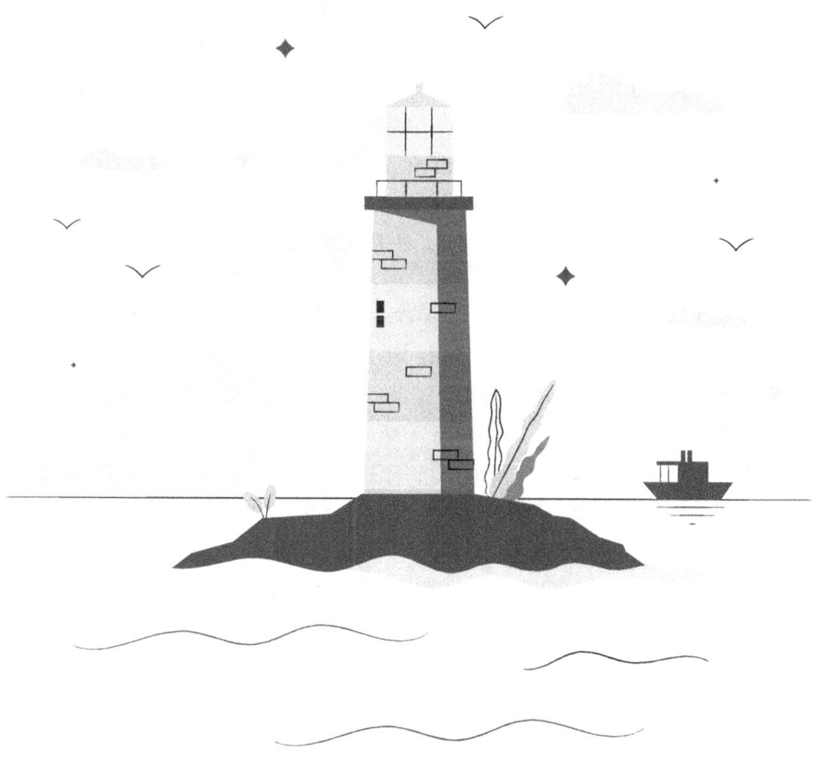

Toutes nos parties (sous-personnalités) sont présentes dans notre inconscient. Certaines sont plus agréables que d'autres : la partie de soi en quête de sens de la vie, celle en recherche de développement spirituel, celle qui a confiance... Toutes ces parties côtoient aussi celles qui se mésestiment, celles qui procrastinent, parfois même celles qui ont envie de mourir... Peut-être avons-nous en nous une centaine de sous-personnalités.

Nous les rencontrons dès lors qu'elles se montrent au conscient (dans le Moi). On a ainsi des sensations physiques, des pensées qui nous traversent, des émotions. En réalité, le Moi conscient est à ce moment plus ou moins envahi par la présence d'une ou plusieurs sous-personnalités. Le Moi peut se retrouver complètement amalgamé avec une sous-personnalité. Il y a alors une confusion entre les états réels du Moi et ceux que la sous-personnalité apporte. C'est le cas des consultants qui me disent « je suis dépressif ». Je leur dis : « il y a une part de vous qui est dépressive ». Nous ne sommes pas notre problème.

C'est tout l'intérêt que j'ai vite saisi dans mes accompagnements avec l'hypnose : pouvoir dialoguer avec les sous-personnalités, rechercher des alternatives, de nouvelles ressources, faire se rencontrer des sous-personnalités et faire en sorte que toutes se mettent d'accord autour de l'objectif du consultant.

Nos sous-personnalités ne meurent pas, elles retournent gentiment dans notre esprit inconscient, parfois apaisées que l'on ait bien voulu prendre soin d'elles et répondre à leur besoin.

J'ai bien conscience que de nouveaux épisodes de vulnérabilité peuvent se présenter selon les vicissitudes de la vie. Aujourd'hui, je me sens merveilleusement bien et c'est bien là l'essentiel. Je respire dans le présent et mon corps est en mouvement, dans l'énergie et la pulsion de la Vie.

C'est cet accompagnement dans cette dimension transpersonnelle que je propose aujourd'hui à celles et ceux qui consultent : un espace précieux et secure pour leur exploration. Parce que je crois savoir comment aider, transformer. Sans certitude, sans vérité mais dans celle qui se vit dans la séance, avec ce qui est dans le champ, en confiance.

Je vais évoquer à présent les expériences thérapeutiques qui m'ont le plus transformé. Elles ne présument en rien du fait qu'elles seraient systématiquement efficaces pour vous mais dans ma vision de la thérapie aujourd'hui, ces approches me paraissent extrêmement puissantes. Je vais tenter dans les pages qui suivent de décrire suffisamment les expériences tout en préservant l'intimité de mes vécus : je me lance dans ce curieux exercice de funambule. Toutes les explications techniques, où et comment pratiquer seront exposées en troisième partie de ce livre. Je me focalise sur les expériences vécues.

Le Yoga Nidra

« Apprenez à dormir pour vous éveiller. »
Swami Satyananda Saraswati

J'ai de suite adhéré à cette approche intégrée dans ma formation de Relaxologue, sans doute parce que, noyé un temps dans la quantité des outils étudiés, celui-ci était particulièrement structuré. J'évoquerai en troisième partie de ce livre ce qu'est la pratique pour me concentrer ici sur les ressentis personnels.

J'ai vite déchanté dès la première séance car mon corps a éprouvé de grandes souffrances, comme une impression de paralysie globale, de brûlures qui traversaient mon corps (un peu les mêmes somatisations que celles éprouvées dans les passages dépressifs les plus forts). J'ai pensé à la durée d'immobilité dans un premier temps, difficile à tenir pour moi, et puis j'ai vite saisi qu'à cet endroit de l'expérience non-ordinaire de conscience, des éléments enfouis dans mon inconscient étaient en train de remonter à la surface (du Ça vers le Moi pour reprendre un de nos précédents schémas).

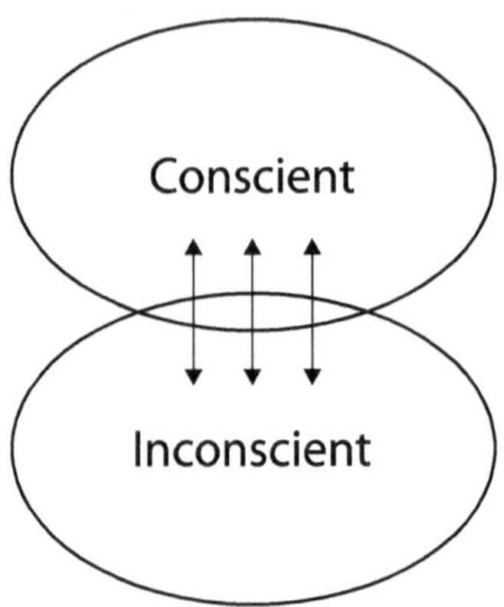

Je n'ai à ce jour pas encore toute la conscience analytique de ce que le corps a cherché à montrer à travers ces manifestations inconscientes mais comme la plupart des thérapies psychocorporelles, nous sommes davantage à explorer la question du comment (aller mieux) plutôt que le pourquoi. Ce qui est clair, c'est que les expériences refoulées à l'inconscient (dans les tréfonds pour reprendre la terminologie du Yoga Nidra) ne demandaient qu'à s'exprimer. Pour ma part, cela s'est fait à travers le corps plutôt que sous la forme d'images par exemple. Il aura fallu un an de pratique assidue (une fois par jour) pour faire cesser toutes ses manifestations symptomatiques.

Aujourd'hui, j'utilise cette méthode au cabinet dans le respect de l'enseignement d'origine (pour le moins celui de *Swami Satyananda*). Je n'éprouve pas de besoin d'apporter de grande évolutivité tant je trouve cette méthode globale intelligente et particulièrement efficace. L'évolutivité peut se faire sur le confort apporté par rapport à la structure originelle, les visualisations, ou bien d'intégrer des parties de Yoga Nidra dans une approche comme l'hypnose par exemple.

La danse des cinq rythmes

*« Il faut avoir du chaos en soi pour
enfanter une étoile qui danse. »*
Friedrich NIETZSCHE

Lorsque j'ai découvert la danse des cinq rythmes, je dois vous avouer que cela a été une révélation pour moi. Je me suis rendu compte que la méditation avait un réel pouvoir ayant la capacité de s'exprimer à travers différents biais.

Je m'initie à cette forme de méditation psychocorporelle lors de ma formation de relaxologue et l'histoire de *Gabrielle Roth*, créatrice de la danse des cinq rythmes, est tout aussi fascinante et inspirante.

Gabrielle Roth est une musicienne, écrivaine, danseuse, philosophe et dramaturge américaine originaire de San Francisco. Toute sa vie a été consacrée à transmettre le pouvoir de la méditation à travers la danse, le chant, la poésie et le théâtre.

C'est en rassemblant ses domaines de prédilection, et après de nombreuses recherches que les différentes réponses à ses questions l'ont conduite à la création de la théorie des « cinq rythmes ».

Cette forme de méditation nouvelle est basée sur le mouvement constant et la danse libre principalement. Le danseur ou la danseuse se basera sur la création d'une chorégraphie rythmée à travers 5 rythmes différents qui, une fois à l'unisson formeront « la vague vitale ».

La vague vitale

Cette vague vitale permet au danseur ou à la danseuse d'exprimer 5 émotions différentes, toutes représentées par des mouvements représentant ainsi la vie de façon métaphorique.

Les cinq rythmes constituant cette vague vitale sont : la fluidité (sensualité, enracinement, connexion à la Terre), le staccato (force intérieure, feu, chaleur et confiance en soi), le chaos (lâcher-prise, abandon des croyances limitantes), le lyrique (unification entre le corps, le cœur et l'esprit) et la quiétude (la lenteur, le calme). Ces différents rythmes sont orchestrés dans un ordre bien précis, et possèdent tous une signification particulière...

Energétiquement c'est impressionnant de puissance, comme un début de Kundalini, envahissant le bas du corps sur le deuxième rythme. Je le sens monter en puissance jusque dans la nuque sur le chaos. C'est une sensation de vague et de circulation de vie dans tout le corps (la pulsion !). Sur le chaos, c'est en pleine conscience que j'assiste à la libération de mes tensions. Je joue avec mes limites corporelles estompées et je ressens que tout devient possible. Je fais le lien avec un des aspects du Yoga Nidra qui vient « ramollir » le censeur entre conscient et inconscient. Je pense que nous y sommes à cet endroit de la danse, dans le mouvement cette fois. Dans la mesure où le cadre est posé, la prise de contact avec le sol bien intégrée (marche consciente et premier rythme dans les pieds), il est possible de se laisser totalement entrainer par son danseur intérieur.

Je me souviens d'un certain étonnement de notre formatrice, voyant les deux hommes du groupe s'être complètement laissé aller à la séance. Dois-je supposer qu'il faut se connecter à sa féminité pour vivre pleinement la danse libre ? A sa « Félinité » sûrement.

La dernière phase des cinq rythmes est également étonnante. La quiétude porte bien son nom car j'ai vécu là un espace plus vaste, dans le silence et le mouvement. C'est à la fois un retour dans les sensations des pieds, comme un atterrissage, et en même temps avec les limites très éloignées des perceptions extérieures. C'est comme si j'étais parfaitement relié entre le Ciel et la Terre, témoin de l'énergie de vie me traversant. J'emploie le terme de témoin car tout se fait en conscience.

En 1987, *Gabrielle Roth* fonde le *Moving Center* en Californie, une organisation permettant d'enseigner la danse des cinq rythmes. Mais cette méditation prend un caractère international puisque plusieurs succursales ouvrent par la suite en Europe.

Mais ce n'est pas tout, *Gabrielle Roth* parfait son curriculum vitae en qualité de directrice artistique au sein du groupe de danse, de théâtre et de musique « *Mirrors* ».

D'autre part, elle possède également son propre studio d'enregistrement « *Raven* », fondé aux côtés de son époux *Robert Ansell*. Ainsi, *Gabrielle Roth* a réalisé 20 albums, 3 DVD et rédigé plusieurs livres.

▌ Mon premier voyage holotropique

> *« Nous ne sommes pas des humains vivant une expérience spirituelle, nous sommes des êtres spirituels vivant une expérience humaine».*
> Teilhard de Chardin

Je découvre il y a quelques années la respiration holotropique dont une ébauche d'explication a été apportée en préambule et là encore, je détaillerai les principes plus tard. Je me retrouve donc en week-end de thérapie intensive en compagnie de quinze autres respirants pour une expérience qui va changer ma vie. Pendant qu'un participant respire dans un rythme très particulier, en hyperpnée, un autre participant est à ses côtés pour l'encourager, le soutenir et répondre à ses besoins. Le groupe fonctionne ainsi en binômes, accompagnés par plusieurs thérapeutes formés à la respiration holotropique, appelés communément « facilitateurs ».

Dans une même séance de quatre heures le samedi, voici ce que j'ai vécu :

- ## **Rencontre avec mon animal pouvoir**

Je dois bien reconnaitre avoir fait sa connaissance dans un univers qui, a priori, n'était pas destiné à la transe chamanique. Mais comme je l'évoquerai dans la prochaine partie, les états modifiés de conscience amènent précisément ce qui a besoin d'être travaillé. La respiration holotropique laisse toute sa place aux expériences corporelles, émotionnelles et transpersonnelles comme c'est le cas dans mon propos ici. Je découvre donc qui est cet animal totem, ses qualités et sa force. Je fusionne même avec lui et bouge sur mon matelas sur lequel l'expérience se déroule comme lui le ferait dans la nature.

- ## **Rencontre avec le divin et activation énergétique**

Je ne sais pas dire combien de temps je suis resté à genoux, les mains tournées vers le ciel, avec un tunnel de lumière dans chaque main, recevant un flux d'énergie hors normes. C'était comme recevoir les téléchargements nécessaires à la pratique énergétique dans la vie. Depuis, ma pratique du Reiki et du magnétisme est plus puissante, plus impliquante aussi.

- ## **Première régression dans une vie antérieure**

Je ne croyais pas particulièrement à cette époque à la réincarnation et aux vies antérieures. J'étais même dans une méconnaissance de ce principe. Pendant l'expérience holotropique, j'ai vécu une incarnation très claire d'un guerrier portant une protection de cuir et une lance à la main, en haut d'une montagne, défendant son territoire. Là encore, c'est une expérience étonnante d'avoir la conscience d'être dans un cadre de thérapie et dans le même temps dans cette réalité expansée de conscience. Je hurle vraiment, je me déplace, je défends le territoire.

• Régression de naissance

J'ai revécu ma propre naissance avec une tentative de résolution de son trauma car je suis né avec l'aide de forceps.

Le dimanche est consacré aux échanges sur les vécus, permettant également de « redescendre » tranquillement.

Le processus se poursuit pendant les semaines qui suivent et il est préférable de ne prendre aucune décision importante dans sa vie dans ce temps d'intégration.

▍ Mes Rebirth

« La respiration est le berceau du rythme »
Rainer Maria Rike

L'essentiel de mes expériences de Rebirth ont été réalisées au cours de mes deux années de spécialisation en somatothérapie. Si les premières ont été particulièrement éprouvantes, en particulier à cause de tétanies très fortes dans les bras et les mains, elles ont peu à peu laissé place à des états de béatitude orgastiques.

Je développe en quelques lignes cette notion pour être bien compris. Après un temps de respiration allongé, dans un rythme profond et soutenu (ce n'est pas de l'hyperventilation mais de l'hyperpnée), un état expansé de conscience se met en place et favorise les décharges émotionnelles, corporelles et énergétiques, en relation avec des mémoires contenues et engrammées dans le corps. Cette expérience, qui peut être très intense favorise le réflexe orgastique dont parle *Wilhelm Reich*. Le corps entre dans une phase de mouvements de bassin et l'énergie circule dans tout l'organisme. C'est cela que je nomme la pulsion de vie, titre de ce livre. Ce sont des mouvements involontaires.

• Régression dans les vies antérieures

Je ne pratique pas un Rebirth sans régresser dans une vie antérieure. Elles me ramènent encore à une lutte pour ne pas mourir dans les flammes. J'ai toujours trouvé impressionnante cette dissociation pour à la fois avoir conscience d'être dans le présent, en lieu sûr et en même temps hurler dans la réalité de l'expérience vécue.

• Résolution des traumas de naissance

Comme je l'ai dit plus haut, je suis né par forceps. Progressivement, mes expériences m'ont amené jusqu'à la résolution totale de ce trauma qui implique que l'on fasse le choix d'arriver sur terre, en y mettant l'impulsion nécessaire dans les cuisses et les jambes mais qu'il n'est pas possible de le faire (col fermé par exemple). J'ai vécu cette double pulsion à cet instant : celle de la vie et de la mort. A cet instant, une mémoire s'intègre bien entendu sur un plan psychocorporel. A l'âge adulte, on peut par exemple rencontrer des adultes qui ne parviennent pas à aller au bout de leur projet, à les mettre au monde.

La libération de cette cuirasse a été possible en m'autorisant à cracher pendant les séances tout le liquide amniotique que j'ai dû absorber à l'époque. Pardon pour les détails, ils ont pour vocation de vous apporter avec toute leur symbolique le dénouement du trauma.

• Reconnexion à la pulsion de vie

J'évoque ici les nombreuses manifestations de Kundalini dans la colonne vertébrale, partant du bassin jusqu'au sommet de la tête. Cette sensation est tout à fait orgastique et en relation avec une libération des stases contenues.

▌Mandala de l'Être®

*« Notre meilleure voie vers la santé consiste
à élargir notre sentiment d'identité. »*
Richard Moss

Il est peu de séances au cabinet où je ne sors pas ma feuille pour dessiner ce que *Richard Moss* appelle le Mandala de l'Être®. Cette approche, dont j'ai reçu une initiation approfondie, a agi comme un révélateur sur la compréhension du fonctionnement de nos sous-personnalités.

Mais qui sommes-nous réellement ?

C'est une question dont la réponse s'avère être difficile à trouver. Tout au long de notre vie, notre Être traverse des vagues d'influence, qu'elles soient positives ou négatives. Cet Être tend à s'éloigner de ce que nous sommes véritablement. Notre esprit est rythmé par des émotions que nous ne parvenons pas à contrôler et souvent, nous rejetons ces mêmes émotions avec la conviction intime que cela sera favorable à notre équilibre spirituel.

C'est pour cela que le Mandala de l'Être® intervient dans cet ouvrage, une étape intermédiaire développée par *Richard Moss* dont le but est de vous reconnecter à l'essence même de votre « moi » intérieur.

Le Mandala de L'Être®

Le Mandala de l'Être® est un outil puissant permettant à chaque individu d'explorer son « Moi intérieur », souvent entravé par des sentiments d'insatisfaction et de frustration.

Cet outil a été développé par *Richard Moss*, qui met en lumière ses enseignements dans le domaine de la spiritualité depuis quarante ans. Ces enseignements continuent d'être transmis auprès d'individus et de groupes issus de toutes religions en vue d'une transformation individuelle et collective. À travers le Mandala de l'Être®, nous sommes dans la pleine capacité d'identifier la racine de nos schémas d'identité limitée, des schémas qui se sont forgés au fil du temps et tout au long de notre vie.

La finalité de ce travail spirituel nous permet de revenir à l'essence qui précède toutes identités, et de cette façon apprendre à vivre en harmonie avec elle et en ressentir toute la plénitude.

D'une part, *Richard Moss* nous apprend l'importance de s'ancrer dans le moment présent. Le moment présent et l'ancrage sont les clés indispensables pour parvenir à retrouver son soi véritable ; c'est en prenant conscience des identités accumulées au cours de notre vie que nous sommes en mesure de les comprendre et de les abandonner. En d'autres termes, c'est en prenant pleinement conscience de la manière dont nous nous éloignons de nous-mêmes que nous nous accordons l'opportunité de revenir à notre essence principale. D'autre part, nous pourrons accepter chaque émotion même la plus négative car elle fait partie de notre soi véritable. Ainsi, le moment présent n'aura jamais été aussi serein et plus proche de notre propre humanité.

Je vous recommande la lecture de son ouvrage *Plénitude, empathie et résilience* qui offre une compréhension claire du pouvoir de la présence, c'est d'ailleurs son sous-titre. J'ai fait l'expérience qu'en étant VRAIMENT dans le présent, je pouvais accueillir en même temps mes parts calmes et agitées, paisibles et en colère, sereines et inquiètes... Elles ont toutes le droit d'exister, de cohabiter. Le tout est de s'offrir le temps nécessaire pour aller à leur rencontre.

CHAPITRE 3

L'AVENTURE YOUTUBE

*« L'échec ne m'en apprendrait pas moins sur
moi que le succès (...) L'échec est précieux
pour celui qui sait apprendre. »*
Philip K.Dick

Comment ne pas écrire un chapitre spécifique sur ce sujet tant cette expérience contribue à mon expansion professionnelle et personnelle.

La genèse de ce projet nous ramène en janvier 2015. Je décide alors de créer une chaîne sur YouTube car je recherchais un moyen simple et accessible pour que mes consultants poursuivent leur travail après les séances au cabinet. J'avais expérimenté jusqu'alors les fiches pratiques pour reprendre les « exercices » en séance. Sans succès.

Rien ne s'est passé comme prévu. Je n'avais pas imaginé un seul instant que mes vidéos pouvaient être vues par d'autres personnes bien que je n'ai pas cherché à conserver mes vidéos secrètes. Cela ne me semblait pas utile. Qui pouvait bien s'intéresser à mon travail hormis mes consultants ?

Cinq années se sont écoulées : nous sommes en chemin vers les cent mille abonnés et plus de deux cents vidéos ont été réalisées. Ces vidéos ont été vues sept millions de fois au moment où j'écris ces lignes.

Je ne réalise pas encore tout ce qui se joue à travers ce média. L'histoire de YouTube est fascinante. Ce site créé en février 2005, racheté en 2006 par Google pour 1,65 milliards de dollars, est considéré à ce jour comme un média en tant que tel. Avec l'essor de la téléphonie mobile, YouTube a poursuivi sa croissance phénoménale et aujourd'hui, 1,5 milliards de personnes visitent YouTube chaque jour.

On peut donc aisément prendre conscience du potentiel formidable de développement que YouTube propose à chacun.

Est-ce facile ? Non. Cela demande une régularité quasi-militaire de publication pour ne pas être relégué aux oubliettes, d'importantes capacités créatives, un minimum de connaissances en montage vidéo et surtout la passion pour les sujets proposés, sinon on ne tient pas dans la durée.

J'aimerai évoquer ici ce que YouTube est venu « titiller » chez moi, raison pour laquelle j'ai souhaité écrire ce chapitre.

Je pars du présupposé qu'il se joue dans le désir d'apparaître à l'écran une question plus profonde. C'est peut-être la même qui se joue dans les profondeurs de l'inconscient quand la décision se prend d'écrire un livre ! Il serait un peu rapide de dire qu'il se joue les mêmes scénarios chez toutes celles et ceux qui décident de se mettre en lumière. Toutefois, il y a des actes qui probablement viennent satisfaire l'égo. Je pense que la plupart des thérapeutes sont dans ce désir d'être aimés.

Il y aurait donc très vraisemblablement une blessure fondamentale que YouTube viendrait combler. Je vous ferai travailler sur cette notion des blessures dans la dernière partie de ce livre. Ma blessure personnelle est celle de l'abandon. Les personnes qui souffrent de cette blessure d'abandon ont tendance à surinvestir la sphère orale : parler, manger voire se remplir, y compris intellectuellement, dépenser exagérément pour ne citer que quelques exemples. Il n'y aurait donc pas nécessairement de blessure narcissique profonde mais effectivement le choix d'un métier où, reconnaissons-le, nous sommes gratifiés et reconnus au quotidien. Y-a-il beaucoup de métiers où vous recevez cinquante à cent messages par jour pour vous dire que ce que vous faites est formidable, que vous avez contribué à aider (y compris des personnes que vous n'avez jamais rencontrées) ? Je ne le pense pas et c'est pour ma part plus nourricier que d'entendre un supérieur me dire que je ne vends pas assez, pas assez vite, pas assez bien. J'ai connu, merci.

YouTube est une plateforme étonnante. Je me fais souvent la réflexion suivante : tous les jours environ cent personnes rejoignent ma chaîne. Quelle énergie me faudrait-il dépenser pour réunir physiquement cent personnes pour délivrer un message, ou encore louer une salle une fois par mois de trois mille personnes ? D'autant que l'on peut tous créer une chaîne et dire à peu près ce que l'on veut. C'est un principe de liberté très appréciable pour ma part.

Il faut aussi savoir faire face à des commentaires plus déroutants : de la séduction (transférentielle ?) aux insultes des « haters ». Les premiers commentaires reçus il y a cinq ans m'ont beaucoup blessé, puis beaucoup moins. Comment ne pas être agité dans sa blessure profonde ? « Comment ? il n'aime pas ce que je fais ? Il ne m'aime pas ? » J'ai mis en place une règle assez simple. Je laisse tous les commentaires, tant qu'il n'y a aucune insulte dirigée à l'encontre de ma communauté ou à mon égard.

Autant vous dire que l'expérience YouTube est venue me muscler sur l'apprentissage de ne pas être aimé.

Je suis également émerveillé des résultats obtenus par beaucoup d'abonnés à travers les dizaines de mails et les centaines de commentaires journaliers sur la plateforme. Je les lis tous même si je ne peux répondre à chacun. Ces résultats viennent m'interroger sur la pratique de l'hypnose elle-même. Elle repose pour beaucoup sur la qualité du lien, de la manière dont le praticien va calibrer et se synchroniser à l'autre. Ces propos sont techniques et ils signifient que sans la présence du sujet, il parait impossible d'emmener une personne en transe hypnotique (cela reste envisageable par téléphone ou en visioconférence bien que je ne sois pas du tout à l'aise avec ces modèles de communication). J'en reviens à ma question initiale : comment cela peut-il fonctionner pour beaucoup alors que j'enregistre des vidéos à un instant T et que les abonnés les écoutent à un autre instant ? Pour le moment, trois axes de réflexion sont en cours :

La qualité du lien entre les abonnés et le YouTubeur

De ce point de vue, j'ai beaucoup de gratitude, bien conscient que je me donne aussi les moyens pour que ce lien soit réel et bien vivant : séances d'hypnose et de méditation, vlog quotidien, vidéos pour évoquer les évolutions de la chaîne, échanges fréquents sur l'espace communautaire, sondages, créations de formations, de stages... La qualité du lien repose sur le fait d'être vrai, passionné et sur lequel les abonnés peuvent se reconnaître et percevoir la sincérité du créateur de la chaîne. Je pense être sur YouTube comme je suis en séance au cabinet et comme je suis dans la vie.

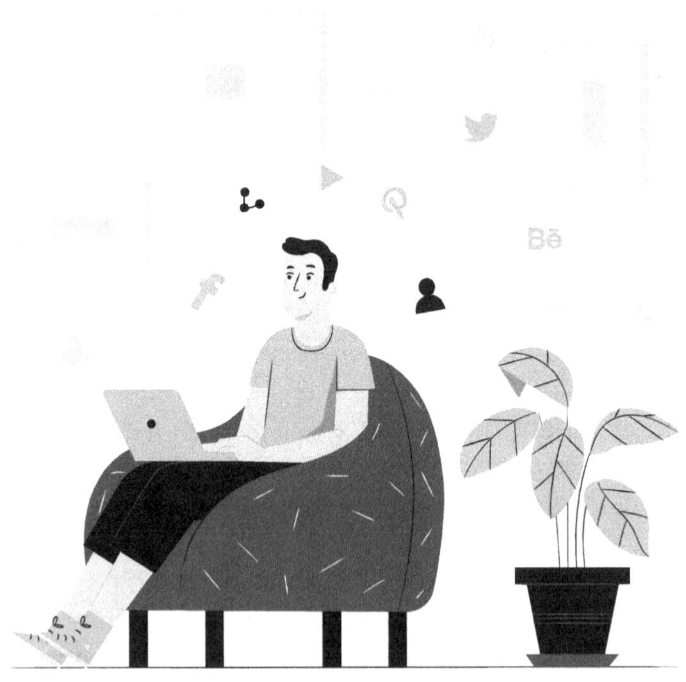

L'engagement des abonnés

Je pense ici au désir profond de changer et de recontacter sa pulsion de vie. Il y a plusieurs postures quand on a envie de changer les choses. Beaucoup le veulent consciemment mais s'en empêchent inconsciemment avec un bon saboteur en place. D'autres sont cloisonnés dans leurs croyances limitantes et c'est insupportable pour eux de regarder d'autres possibilités. D'autres encore sont pétrifiés de peurs lorsqu'ils expérimentent une sortie de leur zone de confort. Enfin, il y a ceux qui sont totalement prêts à cela et il suffit d'une impulsion pour qu'ils prennent leur envol.

Pour chacun, les vidéos abordent tellement de thématiques que l'inconscient peut prendre ce qui est bon pour lui et pour l'évolution du sujet.

Etat expansé de conscience

Je pense enfin qu'il existe une autre explication qui pour l'heure est empirique. J'enregistre toujours mes vidéos en état expansé de conscience. Quand les abonnés écoutent ces vidéos, eux-aussi sont en état expansé (plus ou moins profond). Je suppose que nous nous retrouvons donc dans un espace-temps bien particulier, comme si à ce moment-là je réalisais la séance dans cette dimension où l'expérience du temps n'existe pas. D'ailleurs, l'inconscient ne « connait » pas cette notion. Ce dernier point est passionnant de mon point de vue et j'aimerais recueillir de nombreux témoignages pour avancer sur cette réflexion.

En évoquant la thématique des témoignages, je vous en expose ici quelques-uns. Ils sont issus d'un appel à témoignages que j'ai lancé sur YouTube et les réseaux sociaux. Le seul « cahier des charges » que j'ai proposé est le suivant :

« Pour les abonnés sur YouTube, je réalise un chapitre sur cette aventure incroyable et comme je suis toujours émerveillé des résultats alors que nous sommes à distance (mais pas tant que ça !), je voudrais mettre en avant :

- le problème (ou les problèmes) rencontré(s) par l'abonné qui écoute mes vidéos

- ce qu'il souhaite changer dans sa vie

- ce que les contenus sur YouTube ont permis de réaliser

On peut également évoquer les ressentis corporels, émotionnels et transpersonnels (spirituels, rencontres, énergie...).

Pour les personnes qui consultent au cabinet, la structure du témoignage peut être sensiblement la même, sachant que je suis encore plus à la recherche des vécus corporels, émotionnels et transpersonnels pour montrer comment on peut se relier à sa pulsion de Vie. »

Je n'ai ensuite rien modifié dans le contenu de ce que j'ai reçu. Bien évidemment j'ai choisi les plus évocateurs car ils illustrent mon propos. Je vous laisse les découvrir... Par soucis de confidentialité, seule la première lettre du prénom a été conservée.

Témoignage de B (abonnée à ma chaîne YouTube et qui réagit à un de mes « mails privés » sur le thème de la sortie de sa zone de confort).

Bonjour Frédéric

Ce message reçu m'atteint au plus profond de moi.

Je suis sortie de ma zone de confort qui n'en était plus une mais plutôt une vie étouffante, malsaine. Les mots ne sont pas trop forts, ils sont justes.

Je suis partie de la maison le 28 octobre sans savoir où j'allais mais je ne pouvais plus. Depuis, ma vie a changé. Je n'ai pas écouté non plus ce que l'on m'a dit ni les peurs que j'avais mais au contraire, un grand soulagement et le bonheur d'avoir réussi.

Aujourd'hui, j'avance pas à pas, les portes s'ouvrent, j'apprends la confiance en moi, je reçois l'amour des autres et je revis.

Je suis d'accord, rester dans sa zone de confort demande beaucoup plus de courage.

Je sais que maintenant tout va aller pour le mieux et c'est en grande partie grâce à vous. Vous avez été mis sur ma route pour m'aider au travers de vos séances d'hypnose, c'est sûr. J'ai également fait les formations de David Vigneron qui m'ont beaucoup aidées.

Aujourd'hui, j'ai retrouvé mon âme jumelle, enfin IL m'a retrouvé et je vis quelque chose de merveilleux bien que nous ne vivions pas ensemble. Je vous dis tout... Il m'enseigne et je reçois. Un jour, j'écrirai mon histoire.

Je suis très heureuse de vous l'avoir dit. J'ai enfin parlé.

Maintenant je prends soin de moi.

Merci pour tout

Bien à vous

B.

Témoignage de B, abonnée ayant écouté la vidéo « Exploration d'une vie antérieure ». Son témoignage est assez long mais je le laisse dans son intégralité car il est passionnant et très révélateur des expériences vécues en état expansé de conscience.

Bonjour,

Je voudrais vous apporter mon témoignage sur une de vos séances d'hypnose faite il y a près de 3 mois, « Exploration d'une vie antérieure 1 ». Voici :

Je me mets donc en position de relaxation, ce que j'arrive à faire assez rapidement pour me laisser guider par le son de votre voix. Après le « chemin » parcouru, je vis enfin la lumière qui allait me « projeter » vers cet endroit, ce lieu qu'il me tardait de découvrir, mais surtout aller à la rencontre de cet autre moi... ce vieux moi dont j'ai toujours senti la présence depuis ma petite enfance.

Je sors de cette grotte sombre... et me retrouve flottant dans un espace immense. Votre voix me guide et à ce moment précis, je vous entends « Essayez de vous repérer dans l'espace ? Y a-t-il des maisons, une ville... ? »

Je me lève sur la pointe des pieds, je regarde et ne vois rien. C'est comme une petite clairière où l'herbe est verte, si verte, mais partout autour, des arbres... il n'y a que des arbres... si hauts, si denses. Je ne vois que les cimes des sapins et des cèdres qui se touchent, que même le ciel ne m'apparait pas. Il fait sombre et clair à la fois. Dans cet état d'hypnose consciente, je pense à ceux et celles qui font cette expérience, et qui arrivent à avoir quelques indications sur le lieu où ils sont. Moi, rien ! Bon sang, mais où suis-je ? Aucun indice, aucune maison, pas d'époque... comment me repérer ? Juste un moi intérieur qui me dit que je suis loin, très loin... une forêt celtique peut-être... pourquoi ? Je ne sais pas, mais seules ces contrées lointaines avaient des forêts de cette densité... Les questions fusent dans ma tête et des réponses tout aussi incroyables raisonnent.

Votre voix à nouveau m'interpelle « Quelle année ? » Je ne sais pas, mais c'est encore très loin... peut être le moyen âge ou avant... puis un chiffre résonne en moi : « 1173 ». Serait-ce l'année ? Comment me repérer ? Sommes-nous en hiver, en été ? Quelle saison ? Aucune fleur indicatrice, fait-il jour ou nuit ? Je n'ai ni chaud ni froid... Une étrange sensation d'exister en flottaison...

Mon corps flottant avance en ces lieux et sur un sentier qui traverse la partie découverte de cette forêt, je vois une femme marcher... Je me positionne d'abord à quelques mètres au-dessus d'elle pour avoir une vision d'ensemble. Elle est plutôt jeune, doit avoir tout juste 30 ans. Elle est en guenilles. Elle porte sur elle une sorte de tunique longue, une aube faite d'un tissu grossier, entre la toile de jute et le lin, couleur claire des tissages d'autrefois. Autour de sa taille, un lien en guise de ceinture ressemblant plus à une cordelette grossière. Sur sa tête, une coiffe, petit bonnet qui couvre des tempes jusqu'au-dessus de la nuque. Quelques mèches blondes, mal entretenues et blondes, en dépassent et tombent sous les épaules. A cet instant je pense « quelle pauvresse ». Elle ne me voit pas, ne m'entend pas, sa marche est accélérée... Il n'y a personne autour et en une fraction de seconde, je comprends que c'est moi.

Je l'observe, mais très vite au son de votre voix qui me guide, me demandant de m'en rapprocher, je me retrouve en elle. Je suis elle... comment est-ce que je m'appelle ? Je ne sais pas. Mais dans un réflexe quasi automatique je regarde ce que j'ai en bandoulière. Je vois une cordelette faite de ficelles maladroitement tressées au bout de laquelle pend, à hauteur de ma taille une escarcelle. Elle doit faire 30 cm de haut et elle-même est fermée par un lien qui enserre le contenu. Je l'entrouvre par curiosité et je découvre une vieille fiole avec un liquide, des plantes séchées, des morceaux de bâtons et cailloux, un petit bol en terre ou en métal, je ne sais plus...

Je ne m'y attarde pas parce que mes yeux sont attirés dans le prolongement du sac et de ma main droite jusqu'à mes pieds. Ma main instinctivement se pose sur lui. Je m'arrête, il me regarde, je vois ses yeux clairs, couleur noisette, inquiets.... Je sens à ce moment très précis des larmes chaudes couler sur mes joues, moi qui suis allongée sur mon lit... Vous ne parlez pas Frédéric, vos temps de silence sont précieux pour respecter l'intensité émotive qui peut nous envahir à ce moment-là...

Je regarde donc mon fidèle compagnon. C'est un loup... mon fidèle loup au pelage gris et marron clair, qui m'accompagne et me protège. Lui qui me suit depuis tant d'années, lui, mon loyal frère d'infortune... Je comprends alors en une fraction de seconde que nous avons tous les 2 le même sort... chassés de par le monde, traqués par les hommes dont la foi aveugle et ignare les pousse à tuer tout ce qui leur échappe... Des sanglots à présent m'envahissent, témoins d'un chagrin profondément ancré.

Je comprends aussi très vite que je suis ce que l'on appelait une « sorcière », parce que je maitrise l'art de guérir avec les plantes et des préparations, que le savoir Divin m'a donné.

Ce moment de courte réflexion est interrompu par mon loup. Il me regarde à nouveau, il est inquiet, regarde derrière nous, dresse ses oreilles... Je sens qu'il me parle et me dit « il faut qu'on parte ».

Serions-nous encore traqués ? Le temps de me poser cette question, j'entends au loin des voix d'homme dans le silence de la forêt. Il faut courir... Devant nous se dresse un chêne. Un chêne immense qui doit être plusieurs fois centenaire... Il nous reste quelques dizaines de mètres pour arriver jusqu'à lui. Je reprends ma course, je suis exténuée et je comprends alors que nous avons couru tous les deux, des journées durant...

Quelque chose me dit que je n'échapperai pas à mon sort... nous voilà arrivés au pied du chêne... Je m'assieds comme une poupée de chiffon jetée négligemment et je prends mon fidèle compagnon dans mes bras, puis le hisse sur mes jambes que je replis aussitôt, pour que lui et moi ne fassions qu'un. Je le serre fort et le blottis contre moi. Lui qui tant d'années m'a donné sa force et son courage, je lui devais de mourir rassuré dans mes bras.

Ainsi, en position de fœtus, je me recroqueville, attendant ce que je pressentais. A ce moment, je vois une poignée d'hommes, ils sont 6 ou 7, hostiles, ils brandissent des bâtons et je sais... nous savons, pourquoi ils sont là.

Un d'entre eux prend son arc et le pointe vers nous. « Le loup...Tue-le ! » et aussitôt, une flèche rapide arrive vers nous. Je la scrute comme au ralenti. Je suis sa trajectoire et la voit se planter dans le flanc de mon loup. Sa tête tombe lourdement. Je ne vais pas abandonner ta dépouille à ces monstres dont la cruauté n'a d'égale que la loyauté que tu as eue envers moi. Ils ne feront pas de ta peau une pelisse, ni de ta tête un trophée. Je t'emmène avec moi. La seule chose qui me hante à ce moment-là, est d'échapper à ces hommes.

Je me lève, je porte mon fidèle compagnon dans mes bras et à ce moment où je m'envole, je comprends que j'ai été touchée aussi par cette flèche mortelle. Je ne souffre pas, je n'ai aucune douleur.... Je me vois juste m'élever avec mon loup dans les bras. Il ne pèse même pas... les larmes coulent sur mes joues, accompagnées de sanglots, tant le chagrin d'avoir perdu mon Ami est immense. Je ne pleure pas sur ma mort. J'ai compris qu'elle n'était pas douloureuse et dans ce voile bleu clair qui m'enveloppe, je sais que je me dirige vers un autre monde ....

Quelques instants après, votre voix revient pour signifier la fin du voyage ...

Je suis bouleversée... Mais j'ai compris bien des signes. J'ai reçu en cadeau des choses dont je ne connaissais pas l'origine, que j'explique aujourd'hui, grâce à ce retour dans ma vie passée, mais j'ai reçu les réponses à tant de questions :

• Ma fascination depuis toujours pour les loups, animal que je respecte tant et qui sans doute est mon animal totem. Tout ce qui touchait aux histoires des loups, tous les films ou reportages que j'avais pu voir depuis mon enfance, prenaient tout leur sens, car je comprenais pourquoi j'étais tellement empathique envers ces animaux que je n'ai jamais croisés en vrai (sauf en réserve), ces créatures de Dieu à qui on attribuait un œil malfaisant.

• Mon attrait pour la forêt, pour les arbres... Véritables éléments de ressourcement intérieur. C'est comme un carburant, j'en ai besoin, ils sont vitaux à mon existence. D'ailleurs, il m'arrive fréquemment d'en photographier tellement ils m'appellent. Qu'ils soient immenses, feuillus et morts, il y a toujours sur ma route un arbre qui va happer mon regard. Je les cherche, ils sont refuges... Et puis, ce n'est pas un hasard si j'habite en lisière de forêt, si je ne peux le matin me lever, sans que mon premier geste ne soit d'ouvrir la porte et m'imprégner de leur essence, du bruit de l'air dans leurs feuillages et les contempler. La forêt a tellement de vie en elle, elle est la vie. Recompose les sols et abrite des milliards de vivants. Elle meuble le sol sur lequel je m'ancre si fortement, elle se nourrit de cette terre que j'aime telle-

ment toucher de mes mains. Je sais pourquoi je me sens tellement reliée à l'Univers, pourquoi la Lune m'appelle et le Soleil me réchauffe, pourquoi je ramasse des cailloux , des feuilles, pourquoi je ne laisse jamais mourir une plante avec ce besoin incompressible de bouturer ou planter. Pourquoi l'Univers me répond en faisant tourner n'importe quel pendule fait de mes mains…

• Ma compassion pour tous ces peuples massacrés. Les Indiens d'Amazonie, les Amérindiens d'une sagesse infinie, les tibétains et leurs moines, si avancés spirituellement, les Cathares accusés d'hérésie, les Protestants (dont je suis), toutes ces populations indigènes… et tous ces milliers de sages, de voyantes ou guérisseuses qu'on appelait « sorcier(e)s, de guerriers et tant d'autres, dont le seul crime était d'être différents.

• Enfin, et c'est le plus important, j'ai compris pourquoi je ressentais les gens, pourquoi cette facilité à comprendre l'être humain dans ce qu'il a de plus complexe. Pourquoi cette faculté innée à deviner ce que l'autre ressent. M'intéresser à la nature humaine en sachant que des expériences, hors de la normalité, me prouvaient l'existence d'un monde parallèle, impalpable et pourtant bien réel, que certaines expériences ne pouvaient pas me faire renier. Dès mon enfance, j'avais eu ces manifestations, longuement enfouies, pour ma seule protection.

• Pourquoi m'être tournée vers ce que la nature nous offre pour nous soigner : mon observation permanente de la nature, des éléments qui nous entourent, mon intérêt pour les plantes et leurs vertus médicinales. Pourquoi avoir passé plus de 23 ans de ma vie au service des autres en pharmacie ou en médical, tout en approfondissant sans cesse mes connaissances sur le paramédical et les médecines alternatives.

Voilà toutes les questions auxquelles j'ai eu des réponses lors de ce voyage de près d'une heure et toute la compréhension de celle que je suis devenue des siècles après.

Témoignage de A, également abonnée à ma chaîne You-Tube.

« Il y a un peu plus d'un an, j'ai fait une dépression caractérisée de sévère par les médecins à la suite d'une succession d'événements que je n'ai plus eu la force de gérer (deuils, perte d'emploi, rupture, opération...). Bref j'ai pris conscience très rapidement que je devais comprendre des choses sur moi, mes pensées, mon fonctionnement, mes « mémoires ». Il était nécessaire de revenir à la vie, à MA vie. Toutes ces souffrances devaient avoir une raison... (Les anti-dépresseurs, les anxiolytiques et les somnifères ne me soulageant que peu et se contentant d'apaiser seulement les symptômes à mon sens). J'ai donc commencé à chercher des aides plus «profondes» et en même temps plus «subtiles» sur les moteurs de recherche. J'ai bien sûr trouvé quelques soutiens ponctuels (comprendre son hypersensibilité, méditation à l'aide de bol tibétains ou des trucs complètement « naze » (excusez la franchise). L'EFT et la lithothérapie m'ont en revanche beaucoup aidée ainsi que la kinésiologie.

Dans toutes ces aides, il me manquait quelque chose. Le vide en moi était toujours présent, les questionnements aussi. Je ne dépassais pas certains caps. J'avais l'impression d'être montée en boucle. Et puis, il y a plus de 3 mois, de surf en surf, je suis tombée sur VOTRE chaine YouTube. Je vous ai écouté d'abord dans les replay de vos Live. Votre naturel m'a fait du bien dans ce monde d'apparences et de faux semblants. Puis je me suis laissée tentée par une de vos séances d'hypnose sur le sommeil (un peu réticente je l'avoue). Et oui, les a priori que quelqu'un «tripote» dans mon cerveau et me fasse me prendre pour une poule étaient là ! (dommage). Bref ! La suite après le dépassement de ma peur : je vous le donne en mille ! J'AI DORMI, oui, oui ! Pour la première fois depuis des mois ! un vrai bon sommeil réparateur avec le plaisir de se lever le matin !

Donc les deux caps confiance et efficacité étant passés, je me suis intéressée à tout ce que vous pouviez proposer.

J'ai commencé par les playlists sur le bien-être car j'estimais que c'était ma priorité du moment et j'ai très vite basculé sur les séances dites spirituelles. Et là enfin, je me sentais sur mon chemin. J'avais les réponses à mes questionnements, des révélations inimaginables lors de méditations avec les guides, les anges gardiens, mon animal totem... Certains pans de ma vie avaient du sens grâce aux séances sur les vies antérieures, etc...

Vos formations sur les capacités médiumniques et le magnétisme m'ont aidée et m'aident encore à comprendre, assumer, donnent un sens aux «mains qui brûlent et grattent», aux voix pour m'annoncer un décès ou aux malaises physiques en présence de certaines personnes ou dans certains lieux...

Depuis que je vous suis, je me sens comprise, accompagnée, guidée, emmenée vers une meilleure version de moi qui n'attendait que ça.

Vos formations au-delà de l'intérêt du sujet sont très pédagogiques. Elles permettent d'évoluer en toute confiance et de se révéler à soi-même à son rythme.

Vos tchats sont un pur moment d'échanges, de partages naturels, de bienveillance dans la bonne humeur malgré des sujets profonds.

Vos playlists sont un accompagnement pour être bien dans sa vie au quotidien (stress, estime de soi, sommeil, sensualité et j'en passe...) Et je n'ai pas encore fait le tour de tout ce que vous proposez et qui m'intéresse car je me laisse le temps d'intégrer profondément les informations et les ressentis.

C'est une vraie chance pour moi de vous suivre. Merci de nous offrir qui vous êtes.»

Témoignage de S

Bonjour,
Je ne sais pas si mon témoignage correspond à l'appel à témoin mais vos vidéos ont changé ma vie ! Je vis depuis

20 ans avec un homme qui n'est pas très bienveillant. La rupture avec lui est compliquée car il a fait en sorte que je lui sois soumise car je n'ai pas de travail, pas de bien à mon nom, je n'ai rien. J'ai même plusieurs fois voulu mettre un terme à ma vie. A cause ou grâce à vous et à l'hypnose j'ai pu commencer à changer ma vie, j'ai retrouvé de la confiance en moi, j'ai maintenant un travail, j'ai acheté ma voiture et mon but est de quitter mon conjoint et de prendre un appartement. Je me suis reconnectée avec moi et avec mes guides. Aujourd'hui je n'attire plus les mauvaises personnes. J'ai encore du chemin et des choses du passé à régler mais j'avance.

Un grand merci.

Témoignage de P

<u>Le problème (ou les problèmes) rencontrés par l'abonné qui écoute mes vidéos</u> :

J'aime mieux les écouter sans écouteurs dans les oreilles.

Ma préférence est d'être seule allongée sans écouteurs avec le son dans la pièce. C'est rarement possible.

J'ai donc acheté un bandeau comme dans l'avion mais avec des écouteurs à l'intérieur. C'est pratique et j'entends très bien, mais cela n'est pas esthétique.

<u>Ce qu'il souhaite changer dans sa vie</u> :

- Prendre les choses plus légèrement. Vivre l'instant présent ici et maintenant

- Éviter que l'on me prenne mon énergie si je ne veux pas.

J'ai l'impression d'une fuite en avant. C'est peut-être parce que je fuis quelque chose. « Vivement que cette vie soit finie, c'est trop rapide, trop fatiguant, les bons moments sont trop courts, je voudrais uniquement des bons moments » pensais-je avant de travailler avec vous.

- Maintenant j'ai appris à mieux gérer les moments plus difficiles pour moi, afin que ce ne soit pas trop déprimant et que cela n'absorbe pas toute mon énergie.

- Comprendre ma mission de vie par rapport à ma fille.

- Savoir m'occuper de moi pour mieux m'occuper de mes proches et des personnes que je côtoie.

- Continuer à apprendre le développement de l'être pour moi et pour aider les autres.

J'avais complétement oublié la part spirituelle de la vie.

Elevée dans une école religieuse, je pratiquais pourtant beaucoup étant jeune. Puis je me suis éloignée de la spiritualité, absorbée par une vie trop chargée pour moi.

C'est grâce à vous que j'ai pu me reconnecter avec cela.

J'étais très reliée au divin lorsque j'étais jeune.

Je retrouve cela progressivement.

Ce qui finalement m'allège le quotidien.

Anecdote : Sitôt que quelqu'un, dans mon entourage, perdait quelque chose il venait me voir et sauf cas très exceptionnel, je retrouvais l'objet. Je priais beaucoup.

<u>Ce que les contenus sur YouTube ont permis de réaliser</u>

Cela m'a permis tout d'abord d'aller me coucher en me disant chouette je vais écouter une belle histoire et m'endormir comme avant.

Votre voix est magique pour moi. Je réalise les vidéos : hypnose spirituelle, développement de l'être, plutôt la journée car sinon je m'endors : Voyage chamanique d'en le monde d'en haut, Voyage d'en le monde d'en bas, Rencontre avec votre ange gardien, Accompagnement Chamanique l'animal pouvoir,

Les premières paroles m'apaisent directement. J'adore Voyage astral vers la Cité Shamballa, Voyage astral : l'Atlantide, Traitement de l'anxiété : l'île de la sérénité, mes 3 préférées sont Le soin du chaman, Nettoyage des chakras, Profond lâcher-prise les chevaux ailés

En fin de compte je les aime toutes. J'alterne de toute façon.

Parfois lorsque je sens que je grossis je fais les vidéos pour maigrir. Je perds rapidement 1kg. Mais il faudrait que je sois plus constante. Suivant mon humeur, j'écoute les unes ou les autres. Ma quête est une quête de détente, d'arrêter de penser, de me reposer en posant la tête « à côté de mon corps ». Je ne veux plus que toutes les pensées arrivent en vrac et me «prennent la tête «.

Je recherche aussi à communiquer encore plus avec la nature, avec les autres. Les vidéos me sont d'une aide formidable pour m'enraciner, aller dans les mondes différents. Voyager, sortir de la réalité, rêver.

Je ne rêvais plus du tout, c'était le signe d'une dépression.

On peut également évoquer les ressentis corporels, émotionnels et transpersonnels (spirituels, rencontres, énergie...)

Vous m'avez apporté la sérénité et les chemins pour la retrouver si je la perds.

J'apprends progressivement avec vous le lâcher-prise, à savoir me détendre, apprécier la vie, prendre du recul, croire en l'homme, vivre l'instant présent ....

J'en étais incapable depuis plusieurs années.

Mon corps se relâche complétement lors des séances d'hypnose, les muscles se reposent, c'est très agréable.

Lorsque je n'y arrive plus car les événements sont trop lourds à supporter j'essaie de réfléchir à ce que vous m'avez enseigné. Je cherche sur votre chaîne ce qui pourrait m'aider.

Vos approches chamanique, médiumnique, «magnétique» me parlent complètement Développer ses capacités divinatoires et amplifier votre intuition.

Je garde comme un trésor les formations que malheureusement je ne trouve pas encore le temps et l'énergie suffisante pour les faire à fond et les intégrer pleinement.

L'enracinement, l'ange gardien, l'animal pouvoir sont des petits joyaux qui m'éclairent lorsque la route s'assombrit.

PARTIE

II

- Les états modifiés de conscience -

CHAPITRE 1

QU'EST-CE QU'UN ÉTAT MODIFIÉ DE CONSCIENCE ?

Vous l'avez compris à présent, mon orientation d'accompagnement est transpersonnelle et cette approche laisse beaucoup d'espaces aux expériences en état modifié de conscience. Parmi ces expériences, j'ai déjà évoqué l'hypnose bien sûr, certains états de relaxation, le rebirth et la respiration holotropique, la danse des cinq rythmes, l'EMDR d'une certaine manière...

Mais qu'est donc un état modifié de conscience ? J'ai eu la curiosité de regarder en premier lieu dans un magazine « psy » grand public qui désigne un état non-ordinaire comme « tout état mental différent de l'état d'éveil ordinaire (notre mode de fonctionnement rationnel) : rêves, rêves lucides, états hypnotiques, états sophroniques, états hypnagogiques, états érotiques, rêverie, relaxation, interprétation artistique, intuition, créativité, méditation, relaxation, transe, états mystiques... ».

Par curiosité, et aussi car cette approche représente 50 % de ma pratique au cabinet, j'ai recueilli un florilège de définitions de l'hypnose qui est un état de conscience modifié :

Selon le Larousse

Etat de conscience particulier, entre veille et sommeil, provoqué par la suggestion

Selon *Didier Michaux*, chargé d'enseignement à Paris X – Nanterre

« Comme dans tout domaine scientifique, une des premières conditions de la recherche est de pouvoir définir de façon pertinente les situations de présence et d'absence du phénomène étudié et, éventuellement, de pouvoir en mesurer l'intensité. Cela suppose donc qu'un consensus puisse s'établir autour d'une définition explicite ou implicite du phénomène étudié. Malheureusement, dans l'hypnose, un tel consensus fait encore défaut et la validité des outils de mesure de l'hypnose est loin d'être établie ».

Source : Mesure de l'hypnose et Formes d'hypnose - Institut Français d'Hypnose

Bruno Suarez, docteur en médecine, formateur en DU et spécialiste en Neurosciences évoque une *« expérience difficile à décrire (...) l'hypnose reste souvent mystérieuse et entachée de nombreuses idées reçues »*, c'est un *« état particulier de conscience »*

Source : Cerveau&Psycho du 5 juillet 2013

Le rapport de l'INSERM de juin 2015 que nous évoquerons plus loin propose la définition suivante, se basant sur des regards croisés :

Hypnose : Etymologiquement, hypnose vient du grec hypno « le sommeil ».

Cependant, l´état hypnotique se caractérise par un état différent du sommeil et de l´état de veille.

L'état hypnotique : état modifié de conscience, ni un état de vigilance, ni un état de sommeil.

Selon Pavlov, il s'agit d'un état intermédiaire entre la veille et le sommeil.

Selon Bernheim, il s'agit d'un état psychique particulier susceptible d'être provoqué et qui augmente à des degrés divers la suggestibilité.

Selon Mason, « l'hypnose est un état temporaire d'attention modifiée dont la caractéristique est une suggestibilité accrue ».

Selon Erickson, l'état d'hypnose « est un état de conscience particulier qui privilégie le fonctionnement inconscient par rapport au fonctionnement conscient » et « est un état de conscience dans lequel vous présentez à votre sujet une communication, avec une compréhension et des idées, pour lui permettre d'utiliser cette compréhension et ces idées à l'intérieur de son propre répertoire d'apprentissages ».

L'association américaine de psychologie (APA) définit l'hypnose comme *"A state of consciousness involving focused attention and reduced peripheral awareness characterized by an enhanced capacity for response to suggestion."* que l'on peut traduire par "un état de conscience impliquant une attention focalisée et une moindre sensibilité à l'environnement, caractérisé par une capacité accrue de réponse à la suggestion."

Marie-Elisabeth Faymonville cheffe du service d'algologie et du Centre de la douleur du CHU de Liège en Belgique, propose la définition suivante :
« Il s'agit d'un processus d'immersion dans un état de conscience différent, où le jugement, la perception et la notion du temps peuvent être modifiés. »
Source : Science et Vie Mars 2018

A travers la lecture de ces différentes définitions, nous pouvons retenir :
• Qu'il n'existe pas de consensus autour d'une définition de l'hypnose.
• Que l'hypnose est un ensemble d'outils, de techniques pour donner accès à l'inconscient

- Que l'hypnose ouvre l'accès à des EMC (Etats modifiés de conscience)
- Que l'hypnose fait appel à des processus naturels déjà connus lorsque l'on est très concentré sur une tâche (lire, conduire par exemple)
- Qu'il existe une modification des champs de conscience mesurable des ondes cérébrales).

Ma définition

L'hypnose permet de favoriser l'émergence d'un état modifié de conscience (transe) pour aider le sujet à résoudre ses conflits intérieurs psychiques et psychosomatiques.

La transe hypnotique (état dans lequel le sujet se trouve sous hypnose) permet l'accès à l'univers du non-concret, de la métaphore, de l'imagination (sollicitation de l'hémisphère droit de notre cerveau) en vue de créer les conditions du changement, de la transformation.

Ces états sont naturels (non pathologiques), même s'ils peuvent être provoqués par des techniques thérapeutiques spécifiques ou utilisés dans certaines méthodes du développement personnel. Ils correspondent à un ralentissement des ondes électriques du cerveau dont nous parlerons dans le chapitre suivant (des ondes bêta à l'état de veille, aux ondes delta pour le sommeil profond) ». Je prends souvent les mêmes exemples : lorsque l'on conduit et que l'on se fait surprendre d'être déjà arrivé à un endroit sans y avoir prêté beaucoup d'attention, ou encore la lecture d'un bon livre ou un film captivant qui rend l'environnement flou ou inexistant. Ce sont déjà des états modifiés de conscience. Il m'arrive souvent de me demander si la vie n'est pas un état modifié de conscience d'ailleurs.

On peut imaginer que l'on passe d'un état à un autre, comme d'une pièce à une autre plutôt que d'arriver à la destination de l'état modifié immédiatement. Nous comprenons aussi les processus de résistance qui se mettent en place lorsque nous sommes amenés à proposer des expériences de cette nature. Comme s'il n'y avait plus de contrôle. Un état non-ordinaire coupe-t-il de de la réalité ?

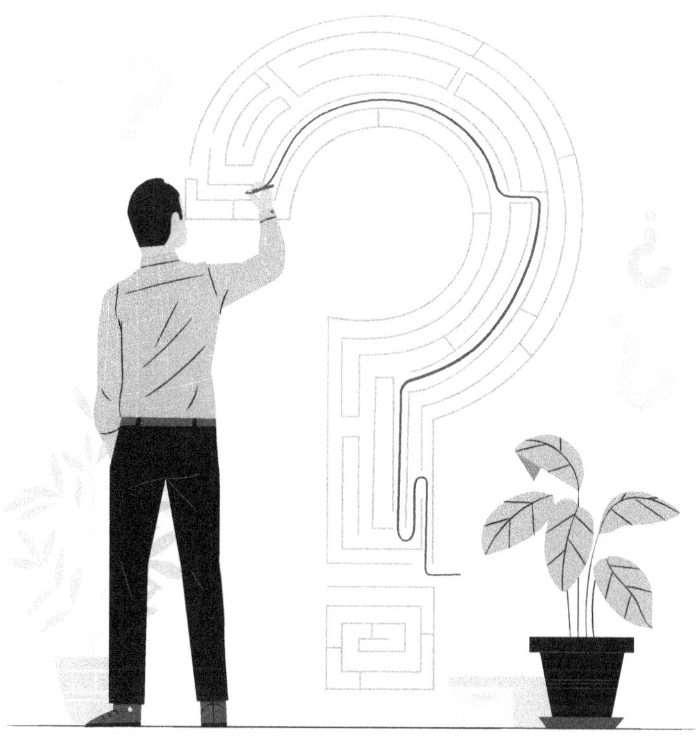

Mon regard serait plus à observer une capacité de l'être à vivre les expériences à plusieurs niveaux de conscience, ce qui les rend possibles, sans risque d'altération psychique. Je précise ici que ces expériences ne sont pas à réaliser avec des personnalités psychotiques, qui sont déjà en altération avec la réalité.

Certains auteurs utilisent l'appellation « états de conscience modifiée » (ECM), « états non-ordinaires de conscience » (ENOC), « états de conscience non-ordinaires » (ECNO), j'apprécie davantage la notion d'état expansé. Le terme « état altéré de conscience », très à la mode dans les années 1970, n'est plus utilisé aujourd'hui.

CHAPITRE 2

REGARD NEUROSCIENTIFIQUE SUR LES ÉTATS MODIFIÉS DE CONSCIENCE

Comme nous l'avons vu dans le chapitre précédent, l'état non-ordinaire de conscience, se singularise par une modification de l'activité électrique dans notre cerveau. C'est *Luigi GALVANI* qui, au XVIIIᵉ siècle, a été le premier à mesurer l'existence d'une activité électrique chez l'animal.

Aujourd'hui les neurosciences sont des alliés formidables pour chercher à mettre du sens sur les phénomènes qui se produisent en état expansé et à montrer au grand public ce qui se passe réellement dans notre cerveau quand nous vivons ces états décalés de conscience. Les neurosciences sont donc les études scientifiques du système nerveux et du cerveau.

En particulier, les expériences menées avec l'utilisation de l'électro-encéphalogramme (EEG) et l'électromyogramme (EMG) sont fondamentales car elles s'inscrivent dans une démarche scientifique et mesurable. On place des électrodes sur le cuir chevelu du sujet et on mesure son activité électrique, exprimée en microvolts pour l'EEG. Le sujet vit divers états de conscience, ce qui permet ensuite de classer l'activité cérébrale parallèlement mesurée.

Il existe quatre niveaux d'ondes cérébrales, variant de 0,5 à 30 Hertz (Hz). Ils portent les noms d'ondes Beta, Alpha ; Theta et Delta. Je les passe ici en revue de manière très simplifiée :

Les ondes BETA sont celles que notre cerveau émet lorsque nous sommes en état d'éveil au sens actif. Les ondes mesurées varient de 13 à 30 Hertz. Nous sommes capables à ce moment de concentration, de mémorisation, d'apprentissage et de mouvement. L'hémisphère cérébral le plus actif en état Beta est le gauche. Il est le siège du raisonnement et des savoirs.

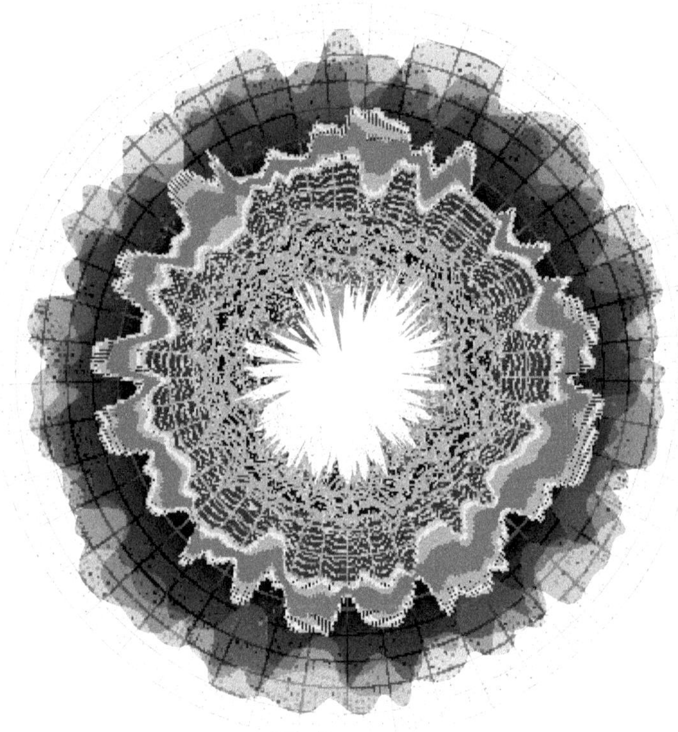

Les ondes ALPHA varient de 8 à 13 Hertz. Elles sont stimulées en état de relaxation, de méditation ou encore lorsque l'on est un peu « dans les nuages ». Les enfants et adolescents fonctionnent majoritairement sur ce mode car ils ne sont pas encore trop musclés en ondes BETA. Il serait très juste que les enseignants intègrent cette information dans leur carte du monde. Je ne les incrimine pas mais je n'ai que trop vu sur mes bulletins de notes « tête en l'air », « étourdi ». En fait non, j'étais simplement en ondes Alpha et c'est normal. C'est sur cette onde que vous étiez quand, pendant un cours, vous regardiez par la fenêtre. Une partie de vous était déjà dehors en train de s'imaginer d'autres possibilités que d'être là, dans cette salle de cours. En état Alpha, il y a une synchronisation des hémisphères cérébraux droit et gauche. C'est une manière de faire travailler sa créativité et son intuition. J'en profite pour préciser que l'onde de la Terre, qui est aussi mesurable, vibre sur une fréquence de 7,83 Hertz. On parle de la résonance de *Schumann* (physicien Allemand). Les ondes ALPHA sont également propices aux expériences médiumniques.

Les ondes THETA situées entre 4 et 7 Hertz sont celles de l'état d'hypnose. Le cerveau émotionnel (limbique) s'active davantage. Les changements profonds sont possibles, tout comme le fait de créer les bascules à l'intérieur de soi par rapport à toutes nos croyances limitantes.

Les ondes DELTA, entre 0,5 et 4 Hertz sont celles du sommeil profond.

Parmi les éléments évoqués plus haut, nous avons régulièrement mis en avant l'existence des hémisphères du cerveau : cerveau droit, cerveau gauche. C'est une représentation assez symbolique, beaucoup de scientifiques parlent de pure croyance, de mythe. Le cerveau gauche serait le siège de la logique, du raisonnement, du langage. Le cerveau droit quant à lui serait le siège de l'imaginaire, des émotions. C'est une théorie issue des années 1970 par les neurologues *Geschwind*, *Levitsky* et *Galaburda* de l'université d'Harvard. D'ailleurs, le cerveau a été cartographié avec les régions du cerveau utilisées pour la logique, le langage, les émotions.... De très nombreuses études ont depuis été réalisées mais un consensus ne semble pas encore trouvé, nous ne sommes qu'aux prémices de toutes ces formidables découvertes neuroscientifiques. En attendant, les deux « écoles » cohabitent.

CHAPITRE 3

EXPÉRIENCES VÉCUES EN ÉTAT MODIFIÉ DE CONSCIENCE

J'ai observé dans ma pratique un certain nombre de réactions lors des expériences proposées ou que j'ai moi-même vécues. Elles sont en relation avec les pratiques suivantes essentiellement : Projections astrales, transes chamaniques, rêves lucides, TCH du *Dr Charbonier*, expériences Holotropiques et de Rebirth, états de relaxation et hypnotiques, massage, la nature, l'art, la musique...

Quant aux outils abordés, j'ai le sentiment que tous, pouvaient conduire à des expériences de transe, de la relaxation/méditation aux visions ou expériences hors du corps (on lit souvent OBE de l'anglais Out of Body Expérience). Le but de ce chapitre est de vous proposer une hiérarchie ou des points de passage pour parvenir à un état d'expansion de l'être, en connexion avec le Tout. J'ai bien conscience que tout cela est subjectif même si certains critères ont été retenus, notamment la notion d'activité électrique du cerveau comme nous l'avons vu dans le chapitre précédent.

J'aimerais ajouter l'expérience de mort comme axe de compréhension des états non-ordinaires de conscience, *Jung* lui-même écrivant *« c'est par la mort seulement qu'est atteint, d'une façon ou d'une autre, un certain accomplissement, que se réalise, d'une certaine manière, la Totalité »*.

Je ne suis pas en mesure d'intégrer pleinement cette expérience ultime de cette vie incarnée. J'aurais comme nous tous l'occasion de vivre cette expérience hors du commun (comme notre naissance) un jour ou l'autre. Toutefois j'intègre dans ma réflexion les approches des EMI (expériences de mort imminentes) et les passionnants travaux du *Docteur Jean-Jacques Charbonier* avec sa récente modélisation de TCH (Transcommunication Hypnotique) pour communiquer avec les défunts.

Je me suis alors interrogé à la fois sur la réalité de l'expérience vécue et si finalement il existait différentes profondeurs de transe, ouvrant peu à peu l'accès à des vécus plus riches, jusqu'à ces expériences transpersonnelles comme nous l'avons vu plus haut.

Les expériences décrites dans mes recherches, celles vécues par mes consultants au cabinet ou par moi-même dans mes propres expériences font émerger trois thématiques principales :

Les expériences corporelles

Variation de température, sursauts, vibrations, tremblements, engourdissements, tétanies, lâcher-prise, limites corporelles floues, expansion, sensations énergétiques (décharges, montées d'énergie...), catalepsie (yeux, bras), sensations de lourdeur/légèreté,

Les expériences émotionnelles

Décharges de colère, tristesse, peurs, dégoût, joie,

Les expériences transpersonnelles

Incarnations animales, contact avec l'au-delà et le divin, rencontres Archétypales, paysages mythologiques, régressions dans les vies antérieures, régressions de naissance, visite de lieux-ressource, extase, distorsion du temps et de l'espace, sentiment d'unité, de relation avec le Tout.

Il est grand temps également que je reprécise cette notion de transpersonnel, en guise de conclusion de ce chapitre et pour cela je cite en quelques lignes *Bernadette Blin* et *Brigitte Chavas*. Ce sont des femmes que j'ai eu l'immense joie de rencontrer en formation. Elles contribuent très fortement à faire diffuser ce courant en France : « *la psychothérapie transpersonnelle envisage la personne dans son unité. Elle permet de relier travail psychologique et spiritualité. Invitant à être pleinement soi, elle favorise une ouverture de conscience tant dans l'exploration de son histoire et la guérison des blessures que dans la découverte et la réalisation de sa nature spirituelle »*.

Je vous propose à nouveau quelques témoignages de consultants à mon cabinet. Je leur ai demandé de transcrire les expériences révélatrices d'un état expansé de conscience. Je les en remercie :

Témoignage de C. Motif de consultation : Burn-out

Lorsque Frédéric me proposa d'essayer le rebirth pour aller chercher plus loin dans le processus thérapeutique, je dis immédiatement « oui ». Je n'avais rien à perdre et si cela pouvait me permettre d'avancer dans la résolution de mes problèmes, alors pourquoi pas ?

Allongée, les jambes rabattues vers moi, je commençais à expirer au rythme d'une musique chamanique, qui en quelques secondes m'emporta loin, très loin. Comme si j'étais projetée dans une autre dimension, dans un univers inconnu. Je ressentais un sentiment d'apesanteur, de légèreté et de bienveillance autour de moi. J'étais assise, les jambes en tailleur, portée par 4 personnes au bout de leurs doigts. Quatre personnes décédées qui ont compté dans ma vie dont une, mon cher papa. Sa voix douce me rassurait, m'apaisait dans cet environnement inconnu mais tellement beau. Un ciel bleu azur, une lumière chaude me caressait le visage et illuminait mes proches décédés vêtus de blanc. Un homme, grand, chaleureux fit son apparition, il était à ma hauteur, ses pieds ne touchaient pas le sol, vêtu de blanc lui aussi. Un visage détendu, très peu abîmé par les années me souriait. Les larmes montaient et ont commencé à rouler sur mon visage, elles étaient chaudes et douces. Je compris qui était cette personne qui se tenait devant moi, Dieu. Je continuais de pleurer, je n'arrivais pas à aligner deux mots de suite, j'étais abasourdie. Une voix douce et basse venait jusqu'à moi, Dieu me parlait, comme s'il lisait à travers moi et comprenait ce que j'avais envie de lui dire.

Il me pardonnait de tous mes pêchers commis depuis ma naissance, une remise à zéro, il m'offrait une seconde chance. A cet instant, je sentis mon corps se relâcher et mes larmes avaient cessé. J'étais libérée d'un énorme poids et je pouvais enfin lui parler mais surtout le remercier. En un clignement d'œil, il avait disparu.

Frédéric me rappela doucement, ma respiration se fit plus lente, mes jambes et mon ventre tremblaient et j'avais dû mal à bouger. Mon visage était humide. J'étais sonnée par cette expérience « Trans personnelle », réalité ou fiction ? Frédéric, avec toute sa bienveillance me laissa prendre le temps d'émerger. Un debrief se fit et Frédéric n'avait pas un air surpris de mon expérience, ce qui me rassura.

Quant à l'existence de Dieu, à ce jour, je ne me pose plus la question. J'ai beaucoup appris de cette réelle expérience. Un jour, quand la mort viendra me chercher, je n'aurais pas peur, je serais sereine.

Témoignage de A. Motif de consultation : Confiance en ses capacités

Bonjour voici mon témoignage pour la méthode rebirth.

Le rebirth est une technique qui m'a été proposée par Frédéric après une séance d'écoute bienveillante en lien à mon parcours de vie.

Étant initié aux diverses méthodes en adéquation à la spiritualité et étant moi-même magnétiseur, je ne pouvais qu'accorder ma confiance pour cette prise en charge qui s'offrait à moi.

C'était LA clef qu'attendait mon intérieur pour déverrouiller tous ses nœuds dont j'avais conscience et dont il fallait que je me débarrasse afin de pouvoir VIVRE pleinement, consciemment et surtout être en accord avec moi-même. Je n'aurai jamais pensé vivre une expérience d'une telle puissance un jour ...

Le mot « transe » était pour moi un mot dont je ne prêtais pas forcément attention lorsque je parcourrais des bouquins ou lorsque je regardai des vidéos de diverses thématiques.

Aujourd'hui, ce mot n'a plus la même résonnance lorsque je le lis. En effet, la TRANSE vécue dans le cabinet de notre thérapeute m'a permis de voyager d'une façon hors du commun du haut de mes 27 ans. J'allais vivre une hypnose dite régressive, jusqu'à mon enfantement, ma source, mes géniteurs.

Les mains le long du corps, allongé sur le divan, accompagné d'une musique puissante et poignante la séance débuta. Afin d'atteindre un état de TRANSE, j'appliquai les conseils que m'avait préconisé Frédéric. Respirer uniquement avec la bouche en inspirant et expirant avec une cadence soutenue. C'est au bout d'une dizaine de minutes que mes mains ont laissé paraitre quelques engourdissements. Une chaleur m'envahissait peu à peu. L'effet recherché se mettait en place, je me laissais aller consciemment dans mon inconscient, le voyage ne faisait que commencer.

Peu à peu, mon corps se recroquevillait sur lui-même, laissant pousser des cris, accompagnés de larmes qui coulaient sur mes joues. Je vis mes bras bouger en direction de mon visage laissant mes deux index se placer dans ma bouche. Je ressentais toute ma tristesse dévaler mes joues à grande vitesse. Toujours sous le regard bienveillant de Fréderic, qui commençait à m'essuyer la bave qui couler le long de mes lèvres je pris conscience sans être vraiment conscient que je me retrouvais dans la position d'un fœtus.

J'étais bel et bien à l'instant « un bébé » à quatre cents kilomètres de mon domicile qui ne demandait qu'à réparer cette blessure qui était celle de l'enfantement. Frédéric s'est mis à reproduire le schéma prénatal, la poche, en me prenant dans ses bras me sécurisant et me berçant tout en prenant soin de moi. De longues minutes de cri tel un enfant dans une maternité se sont écoulés le temps de sécuriser l'enfant, l'enfant intérieur.

La musique s'est adoucie, replaçant mes bras le long de mon corps laissant place à un instant de légèreté, planant comme par magie aux côtés des yeux ébahis de mon thérapeute qui par le biais de ses mains posées sur mes yeux, mes épaules et mon cou m'aidait à expulser ce qui restait encore accroché.

Puis, vain le moment d'affronter à nouveau le décès de ma grand-mère maternelle par le biais de différentes images qui me venait, laissant à nouveau couler des larmes de tristesse. Des larmes qui se sont estompées rapidement pour laisser place à la lumière blanche, resplendissante avec au bout, la vision de la vierge qui tenait un enfant dans ses bras. Cette image était pour moi le marqueur du deuil qui était enfin fait, libérant un petit homme qui était enfin guéri de son passé.

Il fallait maintenant se relever du divan, la séance était terminée. Se remettre de ses émotions, quelques vertiges, quelques étourdissements. Mais surtout et je le dis bien de l'Amour avec un grand A. De la chaleur douce en moi, des yeux pétillants et un sourire sur mon visage qui resplendissait.

Cela fait trois mois à l'heure où j'écris ses lignes qui je l'espère seront lues par de nombreuses personnes. Trois mois et une évolution plus que positive. Ma guérison de mon syndrome d'abandon s'est bien mise en place, laissant mon quotidien respirer à pleins poumons.

Je laisse derrière moi un lourd passé, je ressens à l'instant un bien être absolu et je vois devant moi un beau futur.

Je n'hésiterai pas un instant à voyager à nouveau par le biais de la méthode rebirth ne serait-ce que pour revivre une TRANS personnelle extraordinaire.

Témoignage de P. Motif de consultation : Troubles obsessionnels compulsifs.

Depuis que je vous connais à travers YouTube tout d'abord, puis en réalité lors des consultations, j'ai repris confiance en la vie et j'ai compris qu'elle mérite d'être vécue.

Les mots que vous employez sont doux et apaisants même si parfois certains me bousculent et me « poussent» à réfléchir.

Mais je suis en toute sécurité.

Vos cours théoriques me permettent de comprendre ce qui se passe en moi de façon rationnelle.

Je peux ainsi relier l'explication au vécu de mes émotions.

« C'est une part de moi qui… ». Je me ressens coupée en morceaux d'émotions et ainsi je peux les détacher une à une et les accueillir dans mon corps avec gentillesse et essayer de comprendre pourquoi elles apparaissent à ce moment-là. Je ressens de la gratitude.

Vous êtes quelqu'un comme nous mais avec une Force de vie et une Spiritualité exceptionnelles qui petit à petit s'imprègnent en moi et m'aident à faire un travail en profondeur et à trouver le bonheur.

Avant, je pensais qu'un thérapeute était une super-personne, un super héros qui avait les solutions à tous les problèmes, d'ailleurs quelqu'un qui n'avait pas de problème.

Je voulais devenir comme cela.

Maintenant je comprends que nous ne pouvons pas agir sur tout.

Il y a des vecteurs que nous pouvons orienter différemment et d'autres qui sont constants.

Travaillons sur ceux pour lesquels nous avons une marge de manœuvre.

Votre énergie est palpable et transmissible lors des rendez-vous au cabinet. Ils ne pourront jamais être remplacés par YouTube, pour moi.

Peut-être que dans l'avenir les humains seront habitués à cela. Pour ma part je ne suis pas prête. Le fait d'avoir des séances thérapeutiques en présentiel, me permet de rappro-cher les vidéos YouTube à ma problématique.

Je ne suis pas sûre que YouTube seul serait suffisant pour un travail en profondeur.

Le confinement nous fait bien comprendre cela.

Un Skype ne remplacera jamais la présence de l'autre. Il y a l'alliance thérapeutique qui ne peut, à mon avis, pas se faire sans connaitre physiquement la personne. Lorsque nous voyons un acteur ou actrice que nous aimons bien à la télé, cela nous fait du bien, mais nous rêvons de le/la voir physiquement.

Pour moi dans l'absolu, je suppose, que si les personnes connaissent leur thérapeute uniquement par écrans interpo-sés, à un moment, ils vont vouloir se rencontrer physique-ment. Je le ressens comme cela. Il y a la gestuelle, le regard, en bref tous les sens sont en éveil lorsque vous rencontrez quelqu'un.

C'est une force inimaginable pour le patient.

Je pense que je ne vous remercierai jamais assez du bien que vous me faîtes et que vous faites autour de vous. Vous avez tellement de cordes à votre arc que je pense que vous avez la réponse à beaucoup de maux. Vous êtes profondé-ment humain et comprenez les problèmes de l'autre avec pertinence. Vous visez juste et appuyez bien où ça fait mal pour faire bouger la part de nous qui freine le bonheur.

J'ai le sentiment grâce à vous de l'appartenance à une communauté d'humains au-delà des frontières terrestres. Mais je ne suis encore pas très à l'aise dans ce domaine.

J'y travaille et cela me donne beaucoup de joie.

Vous êtes, pour moi, un thérapeute et un pédagogue hors du commun car vous transmettez avec beaucoup d'intégrité et de force cette Pulsion de Vie par tous les canaux de com-munication à votre disposition.

Merci.

PROPOSITION D'UNE CLASSIFICATION DES EXPÉRIENCES VÉCUES EN ÉTAT NON ORDINAIRE DE CONSCIENCE

Mes recherches pour établir une classification m'ont amené à regarder le point de vue de l'hypnothérapie évidemment car beaucoup de recherches ont été menées pour établir une hiérarchie des états de transe. Ce n'est pas une chose aisée.

Au XIXe siècle, *Liébeault* dresse une mesure statistique des profondeurs de transe (six stades selon sa classification) selon les éléments observés chez le sujet. Par exemple, un sommeil léger est caractérisé (selon lui) par les critères de pesanteur, d'assoupissement... Le sommeil profond est caractérisé par une amnésie au réveil par exemple.

En 1931, une nouvelle échelle voit le jour, celle de *Davis* et *Husband*. Utilisée jusqu'au milieu du XXe siècle, elle détermine cinq strates de profondeur de transe : réfractaire, hypnoïde, transe légère, moyenne, profonde (somnambulique). Le sujet est classifié dans une profondeur selon des éléments observables : relaxation, catalepsie, hallucinations pour ne citer que quelques exemples parmi la vingtaine de critères retenus.

Une nouvelle échelle beaucoup plus satisfaisante apparait avec des critères plus facilement mesurables par l'observation d'effets désirés plus précis. C'est l'échelle de *Standford*.

Enfin, je cite l'échelle du *NGH* (*National Guild of Hypnostists*) qui se veut très simple d'utilisation comparativement aux autres mentionnées plus haut. Elle est encore utilisée aujourd'hui, bien que mon point de vue personnel sur les classifications soit bien plus mesuré, j'y reviendrai. Cette échelle fait état de neuf paliers selon les éléments observables : hypnoïde, catalepsie mineure, catalepsie totale, amnésie totale, somnambulisme, somnambulisme profond, état d'*Esdaile*, état abysse, état d'expansion.

Il y en a bien d'autres échelles pour mesurer la profondeur d'une transe et en résumé, lorsque nous parlons de transe hypnotique, cela désigne des états plus ou au moins profonds qu'il est important de savoir repérer selon le travail que l'on veut réaliser. Imaginez une transe de type hypnoïde (transe légère) pour une intervention sous anesthésie locale. L'intervenant va privilégier les transes profondes bien évidemment car les effets obtenus seront du domaine de la catalepsie ou du somnambulisme où le sujet ne sentira même plus son corps.

Pour une utilisation au cabinet et assez classiquement, je distingue quatre états principaux, que Charcot avait déjà bien définis par ailleurs :

• **L'état hypnoïde**, caractérisé par un relâchement corporel, la lourdeur des paupières par exemple.
• **L'état léthargique**, plus en profondeur et déjà adapté pour du travail « dans les cryptes intérieures ».
• **L'état cataleptique**, idéal pour le travail sur les douleurs par exemples car le sujet ne sent plus ses membres.
• **L'état somnambulique**, où le sujet peut même rouvrir les yeux tout en restant en état de transe, et être totalement amnésique du contenu de la séance.

Ce livre n'ayant pas vocation à réaliser une thèse sur les états hypnotiques, je réalise dès maintenant une synthèse des éléments étudiés et observés :

• Il y a consensus sur l'existence de profondeurs d'états modifiés de conscience

• On peut établir une certaine hiérarchie d'outils à disposition de l'être pour produire ces différents états de transe.

• Plus le sujet entre dans les profondeurs des états expansés de conscience, plus les expériences vécues sont riches et entrent dans le champ transpersonnel. *Olivier CHAMBON* évoque même des perceptions extrasensorielles comme la télépathie, clairvoyance, vision à distance, psychométrie, autoscopie, radiesthésie, xénoglossie, précognition, prémonition, pressentiment et psychokinèse.

• Il existe une distorsion des limites spatiales habituelles ou temporelles.

C'est ainsi que je me risque à un schéma abusivement simplifié, partant du centre pour les états expansés les plus légers pour aller vers l'extérieur pour les états expansés les plus intenses. Les éléments retenus sont ceux évoqués par les sujets eux-mêmes. Ma classification n'a donc pas de valeur scientifique car elle n'est pas mesurable avec des éléments applicables à tous. Ils sont purement subjectifs en fonction de la propre perception des expériences corporelles, émotionnelles et des vécus transpersonnels, encore plus subjectifs.

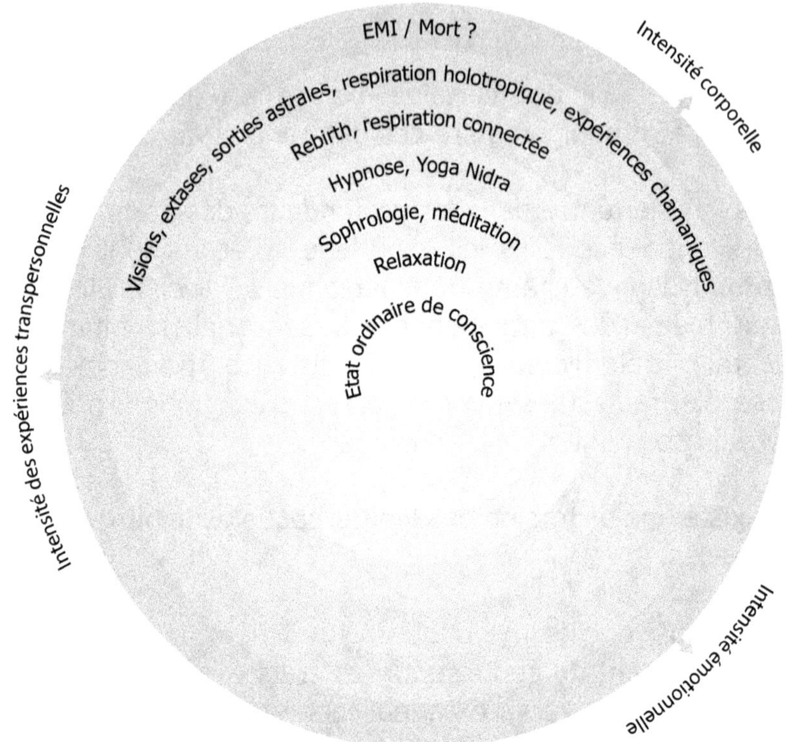
EMI / Mort ?
Visions, extases, sorties astrales, respiration holotropique, expériences chamaniques
Rebirth, respiration connectée
Hypnose, Yoga Nidra
Sophrologie, méditation
Relaxation
Etat ordinaire de conscience
Intensité corporelle
Intensité émotionnelle
Intensité des expériences transpersonnelles

PARTIE

III

- Les techniques qui fonctionnent -

CHAPITRE 1

LA RELAXATION

Un peu d'histoire

Dans le domaine de la psychologie, le concept de relaxation a été démocratisé par le *Dr Edmund Jacobson* dans son ouvrage intitulé *Progressive Relaxation*. Spécialement destiné aux professionnels de santé, ce livre décrivait la manière dont il fallait s'y prendre pour parvenir à une relaxation globale du corps. Jacobson a ensuite publié un autre livre intitulé *You Must Relax* à l'intention du grand public.

En 1932, *Johannes Schultz* et *Wolfgang Luthese* se sont basés sur les recherches du Dr Edmund Jacobson afin de développer une méthode de relaxation qui mettait l'accent sur l'utilisation du pouvoir de la suggestion.

En 1975, *Herbert Benson* et *Mirium Z. Klipper* ont publié un ouvrage de référence intitulé *The Relaxation response* dans lequel ils présentent les techniques de méditation que tout le monde peut utiliser au quotidien.

Pour votre information, on peut considérer *Herbert Benson* comme celui qui a démystifié la méditation. Les études qu'il a réalisées dans les années 1960 lui ont permis de démontrer que la méditation pouvait soigner l'hypertension, du moins en atténuer les symptômes.

Définition

Généralement, lorsqu'on parle de « relaxation », on fait référence à un état corporel et/ou émotionnel. Il s'agit d'un état de quiétude dans lequel on ne ressent ni de la colère, ni de l'anxiété, ni de la peur. Le dictionnaire Oxford vient confirmer cela. En effet, selon ce dictionnaire anglais de référence, la relaxation se manifeste lorsque « *le corps et l'esprit sont exempts de tension et d'anxiété. La relaxation est une forme d'extase légère provenant du lobe frontal du cerveau dans laquelle le cortex arrière envoie des signaux au cortex frontal via un sédatif léger* ».

Il est possible de provoquer cet état émotionnel en faisant de la méditation, du training autogène (*Schultz*) ou de la stimulation musculaire progressive (*Jacobson*). L'état de relaxation peut lutter contre le stress. La majorité des pathologies mentales et physiques qui touchent l'homme sont provoquées par le stress. D'où l'importance que peut avoir la relaxation.

Maintenant, en psychologie, la relaxation fait plutôt référence à un ensemble de techniques qui sollicite la concentration de l'esprit et le relâchement des muscles du corps. Généralement, on utilise la relaxation comme une technique complémentaire à la gestion du stress. Et beaucoup ont déjà témoigné de l'efficacité de cette combinaison dans l'amélioration de la qualité de leur vie, tant au niveau physique que psychologique.

Principe

Il existe différentes formes de relaxation. La méditation et le yoga en font partie. Leur méthodologie est différente, mais ces déclinaisons poursuivent toutes le même objectif principal : plonger l'esprit dans un état de concentration profonde. En plus de l'esprit, le corps joue également un rôle important dans le processus de relaxation. Ainsi, pour parvenir à un état de relaxation extrême, le corps devra être détendu et complètement relâché de toute tension.

Les techniques de relaxation physiques

Pour réduire le stress, il n'y a rien de mieux que d'utiliser des techniques de respiration. Vous n'aurez pas beaucoup d'efforts à déployer. De plus, vous pourrez en faire à tout moment et dans n'importe quel endroit. De nombreuses études ont prouvé que la pratique régulière d'une respiration abdominale profonde réduisait les symptômes physiques liés à la dépression, mais aussi toutes les manifestations de l'anxiété telles que l'hypertension ou encore la colère.

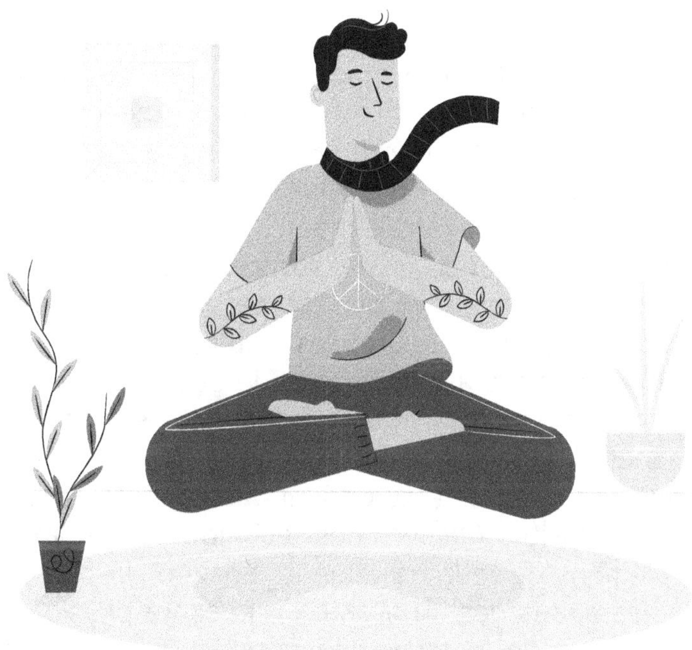

En plus de la respiration, il est également possible de faire de la relaxation musculaire progressive. Il s'agit d'une autre technique de relaxation physique basée sur la mise en tension des muscles. Par certains aspects, elle se rapproche de la technique de relaxation *Jacobson* développée dans les années 1920. D'ailleurs, la relaxation musculaire progressive a suffisamment fait ses preuves pour être actuellement utilisée en milieu médical.

Les techniques de relaxation mentales

La méditation fait partie des meilleures techniques de relaxation mentales. Elle procure de nombreux avantages, notamment au niveau physique et psychologique. Elle tend à réduire les tensions qui s'exercent sur le corps et l'esprit.

Les avantages de la relaxation

La relaxation agit à la fois sur la santé mentale, la santé physique et la santé physiologique. Le fait de se sentir parfaitement détendu peut contribuer à améliorer votre humeur et même la qualité de votre sommeil. Vous serez également plus heureux. Bref, vous ne trouverez pas beaucoup d'inconvénients à la relaxation.

D'abord, la relaxation a de surprenants effets sur la santé mentale. On observe que les personnes qui font de la relaxation sont plus heureuses, moins enclines à être en colère et arrivent à mieux gérer le stress. Bien que la relaxation n'arrive pas à guérir les maladies chroniques, elle a des effets apaisants sur leurs symptômes. D'ailleurs, c'est pour cela que certains patients atteints de cancer et certains séropositifs utilisent des techniques de relaxation en complément de leur traitement. Ensuite, la relaxation apporte des avantages au niveau de la santé physique. Le principal apport de la relaxation, c'est qu'elle peut participer à la réduction des tensions musculaires. Enfin, au niveau psychologique, la relaxation agit sur tout le système nerveux.

CHAPITRE 2

LA RESPIRATION HOLOTROPIQUE

Un peu d'histoire

La respiration holotropique est une forme de médecine alternative qui a été développée par *Stanislav Grof* et sa femme *Christina* dans les années 1970 et 1980.

Au cours des années 1960, ils ont étudié la médecine et la psychanalyse à l'École de médecine de l'Université Charles à Prague. Au milieu des années 1960, le *Dr Grof* a participé à une étude clinique importante en tant que chercheur principal. Le sujet de cette étude était « le potentiel thérapeutique possible d'un médicament psychédélique fourni par Sandoz Pharmaceuticals ».

À mesure que la recherche avançait, il a remarqué que certains sujets d'étude arrivaient à entrer dans un « état non ordinaire ». Pour approfondir cette constatation, le *Dr Grof* part pour les États-Unis. C'est là qu'il rencontre *Abraham Maslow* et *Anthony Sutich*, avec lesquels il crée une nouvelle branche de la psychologie appelée : « Psychologie Transpersonnelle ». Cette forme de psychologie vise à explorer les expériences, qui sont en dehors des limites du corps et de l'identité personnelle de l'individu.

En 1974, après dix ans de pratique du yoga, *Christina Grof* a vécu une expérience soudaine d'énergie vitale et de changement de conscience au cours d'une période de méditation dirigée par un maître de *Siddha Yoga* au sud de l'Inde. Par la suite, cela a conduit à des montagnes russes d'expériences émotionnelles au cours de l'année suivante.

C'est vers la fin des années 1970 que *Stanislav Grof* et sa femme Christina ont commencé à concevoir les préceptes de la respiration holotropique. Le concept d'univers transpersonnel de *Stanislav Grof* va compléter celui du changement de conscience issu des dix années de pratique du Yoga de sa femme *Christina*.

Le *Dr Grof* savait très bien que la technique la plus puissante pour induire des états non ordinaires était la consommation de substances hallucinogènes. Cependant, il était également conscient que cela comportait des risques. *Grof* a ainsi eu l'idée d'utiliser la respiration comme moyen sûr et efficace pour provoquer ces états de conscience non ordinaires.

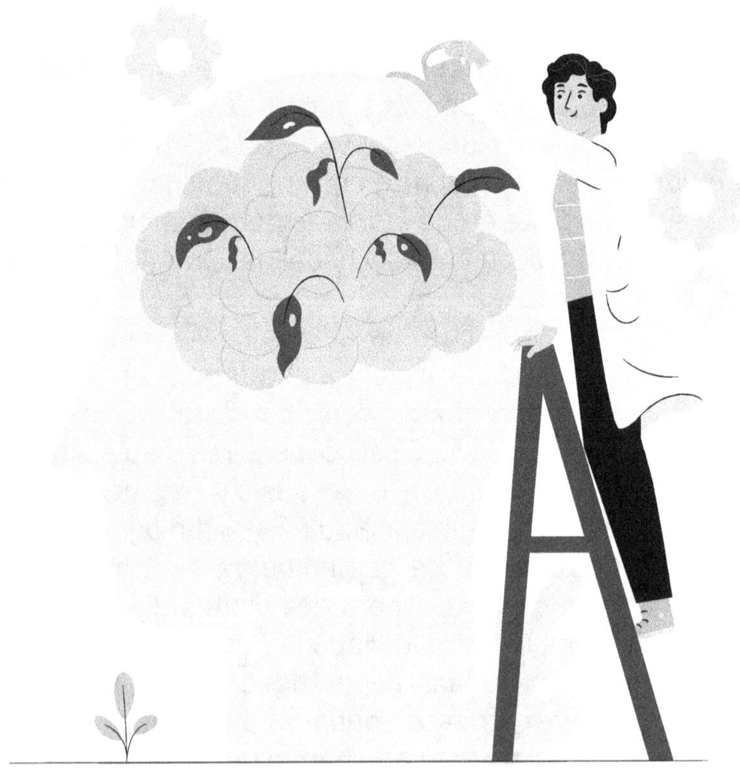

Ce sera en 1987 que les *Grof* développeront leur premier programme de formation structuré en respiration holotropique.

Définition

Pour faire simple, la respiration holotropique est avant tout une méthode qui permet d'explorer les profondeurs de la conscience grâce à la respiration. Ce sont les états modifiés de conscience qui sont à la base de cette méthode. La respiration holotropique va agir sur l'esprit, le corps et les émotions.

Le terme holotropique vient de la combinaison de deux mots d'origine grecque : « *Holos* » qui signifie « tout » et « *Trepein* » qui veut dire « aller vers ». Donc littéralement, holotropique signifie « aller ou parvenir à un tout, une complétude, un accomplissement ».

Principe

La respiration holotropique cherche à atteindre un objectif précis : sortir les potentiels cachés de chaque individu de leurs états de veille. Selon le *Dr GROF*, en plus de son effet stimulant, la respiration holotropique peut également guérir et régénérer.

Tout part de la notion d'« individu ». Dans la psychologie transpersonnelle de *GROF*, l'individu possède un passé et ses propres mécanismes conscients et inconscients. Il possède donc ses propres comportements et ses propres croyances. Il est libre d'avoir et d'exprimer ses propres idées et libre de vivre selon sa propre vision du monde. Ça, c'est le conscient. L'inconscient, quant à lui, se trouve dans son passé, son héritage. Il s'agit de cette histoire de sa vie qu'il n'a jamais vécue, mais que ses grands-parents et arrières grands-parents lui ont léguée à travers son ADN. Pour réveiller les expériences transpersonnelles, il faut utiliser la respiration holotropique. Cela permet également d'atteindre une transformation intérieure. Le processus de respiration holotropique est plutôt simple. Il s'agit principalement d'effectuer une séance de respiration « accélérée », accompagnée de séquences musicales spécifiques.

Dans ses recherches, *Stanislav GROF* a montré que la respiration holotropique pouvait établir une cartographie complète de la psyché. Cette cartographie couvrirait selon lui toutes les étapes de la vie, de la naissance au moment présent. Ces étapes peuvent être distinguées en deux : la dimension périnatale et la dimension transpersonnelle.

La dimension périnatale va nous permettre de revivre le moment de notre naissance biologique. Quant à la dimension transpersonnelle, elle vous donne la possibilité d'explorer « les royaumes des archétypes ». *Stanislav Grof* a sorti plusieurs livres qui décrivent de manière complète cette cartographie de la psyché.

La position théorique de *Stanislav Grof* et sa femme *Christina* sur la respiration holotropique

Dans sa démarche, *Stanislav Grof* part du principe que la respiration holotropique permet de comprendre de manière plus précise la psyché humaine (les dimensions périnatales et transpersonnelles de l'individu). Les phénomènes parfois mystiques qui se déroulent durant la respiration holotropique sont des phénomènes psychologiques que l'on peut tout à fait étudier.

Grof reconnait également le fait que la respiration holotropique conduit à des états de conscience non ordinaires et que ceux-ci sont capables de conduire à la guérison du corps et de l'esprit.

L'approche pratique de *Stanislav Grof* sur la respiration holotropique

D'après l'approche pratique que *Stanislav Grof* décrit dans ses ouvrages, la respiration holotropique se base sur une respiration profonde et accélérée, mais également sur un travail corporel spécifique.

La respiration holotropique nécessite une respiration plus profonde et plus rapide que la normale. Par ailleurs, on note qu'il n'y a pas d'indication précise sur la fréquence ni sur le schéma de répétition du type de respiration à faire.

La musique ou toute autre forme de stimulation acoustique doit faire partie intégrante du processus de respiration holotropique. Contrairement à ce qui a été dit au sujet de la fréquence de la respiration, le choix de la musique doit suivre un schéma précis. Au début du processus, il faudra choisir une musique avec une grande force d'évocation et de stimulation. Ensuite, il faudra opter pour une musique beaucoup plus dramatique. Lorsque la fin de la séance approche, il faudra basculer sur une musique plus calme et paisible.

Il est possible de réaliser plusieurs séances de respiration holotropique dans une seule journée. Par ailleurs, il faudra prévoir une pause de deux à trois heures entre chaque séance.

Dans la pratique, toujours selon *Grof*, il est possible d'utiliser d'autres approches psychothérapeutiques pour compléter le processus de respiration holotropique. Par ailleurs, il ne faudra jamais oublier d'indiquer que ces approches ne font pas nécessairement partie du processus de respiration holotropique tel que *Grof* l'a défini.

CHAPITRE 3

LE REBIRTH

Un peu d'histoire

C'est *Leonard Orr* qui a développé le Rebirth. Il a réalisé qu'en adoptant un certain schéma respiratoire, il était possible de supprimer des souvenirs traumatisants et de guérir certaines maladies chroniques. Il n'a cessé d'améliorer sa technique pour augmenter l'efficacité et réduire les risques. Dans l'histoire, on a assisté à de nombreuses guérisons spectaculaires grâce au Rebirth.

La découverte du principe du Rebirth a été réalisée un matin de 1962 alors que *Leonard Orr* prenait un bain. Il a commencé à ressentir un état de régression accompagné d'une sensation de faiblesse. Ce qui l'a incité à rester dans la baignoire pendant trois heures de plus. Au cours des semaines qui ont suivi, il s'est souvent allongé dans un bain pendant de longues périodes avant de finalement céder à l'envie de sortir. Il a décrit cette envie comme une barrière d'urgence émotionnelle ou psychologique. Plus tard, il a mené des expériences personnelles en essayant de rester de plus en plus longtemps dans un bain pour franchir cette barrière. Il a remarqué qu'en faisant cela, il était entré dans un état de conscience non ordinaire.

Depuis 1962, il a réussi à perfectionner le Rebirth en mettant en place un protocole comprenant un schéma respiratoire précis et en facilitant l'immersion prolongée dans l'eau avec un système utilisant un tuba et un pince-nez. *Orr* a voulu créer un environnement qui se rapproche le plus de celui d'un fœtus dans l'utérus.

Il s'est rendu compte ensuite qu'il était plus facile de contrôler la respiration si on n'était pas immergé dans l'eau. Il a donc réalisé d'autres expériences en gardant le même schéma respiratoire, mais sans aucun contact avec l'eau. *Léonard Orr* a donc créé un tout nouveau protocole qui a permis de toucher le grand public.

En 1975, *Leonard Orr* a publié un manuel de formation pour que d'autres puissent devenir des facilitateurs de Rebirth.

Définition

Également connu sous le nom de renaissance respiratoire, le Rebirth est une thérapie alternative créée par *Leonard Orr* pour le traitement du trouble d'attachement réactif. Elle se base sur un schéma de respiration spécifique qui va faciliter la libération des émotions. Nombreux sont les partisans du Rebirth. Ils soutiennent à l'unanimité que le Rebirth est en mesure de réparer des traumatismes issus de la petite enfance.

Certains prétendent même qu'à travers cette technique, il est possible d'avoir des souvenirs du moment où l'on est sorti du ventre de sa mère.

Les adeptes du Rebirth soutiennent que cette technique permet d'entrer à nouveau dans le monde, avec un dénouement éventuel du traumatisme de la naissance. Le but est de traiter les émotions et l'énergie bloquées, vous laissant libre de former des attachements sains et confiants.

Léonard Orr a développé la technique du Rebirth dans les années 1960. À l'époque, il se concentrait uniquement sur la respiration. Après quelques années d'approfondissement, il a élargi sa technique pour intégrer d'autres étapes au processus original afin de faciliter la simulation de cette naissance biologique.

Le Rebirth est totalement interdit aux personnes souffrant de troubles psychotiques ainsi qu'aux femmes enceintes. Quoi qu'il en soit, le Rebirth n'est pas fondamentalement dangereux. Cette thérapie alternative est aussi sûre que la méditation ou le yoga. Par ailleurs, lors des premières séances, il faut toujours être accompagné par un instructeur qualifié. Mais rappelez-vous que de manière générale, les thérapies alternatives basées sur la respiration ne conviennent pas aux personnes atteintes d'affection pulmonaire ou cardiaque.

Principe

En fonction de votre âge et des objectifs que vous voulez atteindre, il y aura une forme de Rebirth qui vous conviendra parfaitement. Les séances sont dirigées par des instructeurs formés. Ils seront présents durant tout le processus pour vous guider.

Le Rebirth n'utilise pas n'importe quel type de respiration. Il se base sur une technique de respiration particulière appelée « respiration à énergie consciente ». Il s'agit de réaliser une succession de respirations rapides et peu profondes pendant une à deux heures, avec des pauses régulières si besoin. Le but de la respiration à énergie consciente c'est d'inhaler le plus d'oxygène possible en très peu de temps pour accumuler de l'énergie.

Nous avons indiqué plus haut que le Rebirth servait surtout à traiter le trouble d'attachement réactif. Tout ce qui est trouble de stress post-traumatique ou SSPT, dépression, douleurs chroniques, dépendance à l'alcool ou aux drogues, anxiété, problèmes de comportement et bien d'autres encore peuvent également être accompagnés par le Rebirth.

CHAPITRE 4

L'HYPNOSE ET L'AUTOHYPNOSE

Je me devais bien entendu de poursuivre par cette approche que j'utilise à hauteur de 50 % de mon temps dans mes accompagnements individuels.

Dans la mesure où notre inconscient est responsable de 85 % de nos pensées, nos schémas, nos mécanismes, habitudes, il est tout à fait possible de corriger ces automatismes par d'autres, plus adaptés à la réalité d'aujourd'hui. Il suffit pour cela d'être accompagné par un professionnel, car, ensemble, vous allez déterminer les objectifs pour créer les meilleures conditions de votre évolution. Et les sujets sont illimités : motivation, succès, confiance et estime de soi, etc.

Vous les connaissez bien ces « vieux schémas » : ce sont toutes ces petites phrases intérieures comme « je ne suis pas capable, je ne suis pas à la hauteur, les autres sont meilleurs que moi, il faut faire comme si... ». Soyez assuré(e) que l'immense majorité de ces idées sont issues de votre éducation et de ce que la société a voulu pour vous. C'est vous qui avez le pouvoir pour changer les choses, car, encore une fois, les ressources sont en vous, et non chez les autres.

Un peu d'histoire

L'utilisation de l'hypnose remonte aussi loin que les « temples du sommeil » esculapiens de Grèce, de 500 av.

J.-C., qui ont été spécialement conçus pour le traitement des maladies mentales. Les prêtres provoquaient le « sommeil » à l'aide d'un rituel, puis interprétaient les rêves des « patients », cherchant à chasser les « mauvais » esprits. De manière objective, nous pouvons déduire qu'il s'agissait d'une forme de thérapie par suggestion, bien qu'il n'y ait aucun document ni aucune preuve pour nous dire à quel point ils ont réussi ou pas.

L'image moderne de l'hypnotiseur apparaît sous les traits d'un physicien autrichien du XVIIIe siècle du nom de *Franz Anton Mesmer*. Mais ce n'était pas encore de l'hypnose, car il l'appelait le « Magnétisme animal ».

Mesmer a affirmé que nous tombons malades lorsque les champs magnétiques de notre corps sont perturbés ou entrent en conflit. Il a développé cette notion quelque peu « bizarre » après avoir observé un « magicien » de la rue manipulant des pierres angulaires, des aimants, qui étaient à l'époque presque totalement inconnus du grand public. Les gens étaient totalement impressionnés par la façon dont sa « baguette de magicien » attirait, repoussait et déplaçait les pierres angulaires, car ils n'avaient jamais vu une telle chose auparavant. L'anecdote raconte que cet artiste de rue a parlé à la foule du magnétisme et a proclamé qu'il y a du magnétisme dans tout et tout le monde. Puis, il a commencé à faire des suggestions à certaines personnes que s'il les touchait avec sa baguette de magicien, cela altérerait le magnétisme dans leur corps de sorte que l'un tomberait par terre en riant, un autre tomberait par terre en pleurant, etc. À la stupéfaction de *Mesmer*, tout ce qui a été suggéré s'est réellement produit et ce doit être à ce moment-là qu'il a évoqué la thèse selon laquelle si la direction du magnétisme était altérée, nous tombons malades.

Mesmer s'est résolu à expérimenter l'utilisation de ce phénomène et a rapidement découvert qu'il pouvait produire des remèdes miracles apparents pour toutes sortes de pathologie. Il a continué ses efforts thérapeutiques et dans les années 1780 il a présenté ses recherches au Salon de Paris. De nombreuses personnes ont fait la queue pour le voir. Certes, *Mesmer* n'a pas pu les traiter tous, mais il a développé des approches thérapeutiques extrêmement novatrices pour répondre à ceux qui avaient besoin de son aide. L'une d'elles consistait à transférer son magnétisme sur un arbre de la cour, simplement en le touchant avec l'une de ses « tiges magnétiques » ; beaucoup de ceux qui l'ont consulté n'ont même pas pu le voir et ont été informés que la meilleure chose à faire était simplement de toucher l'arbre magnétisé ; et leurs états se sont améliorés. Une autre nouvelle méthode qu'il a développée ne comprenait rien de plus qu'un baril de sable, d'où traînaient plusieurs cordes ; ses patients devaient simplement s'asseoir autour du baril et se tenir à l'une des cordes. Telle était la puissance de la suggestion avant que la science ait exercé son influence sur le monde occidental.

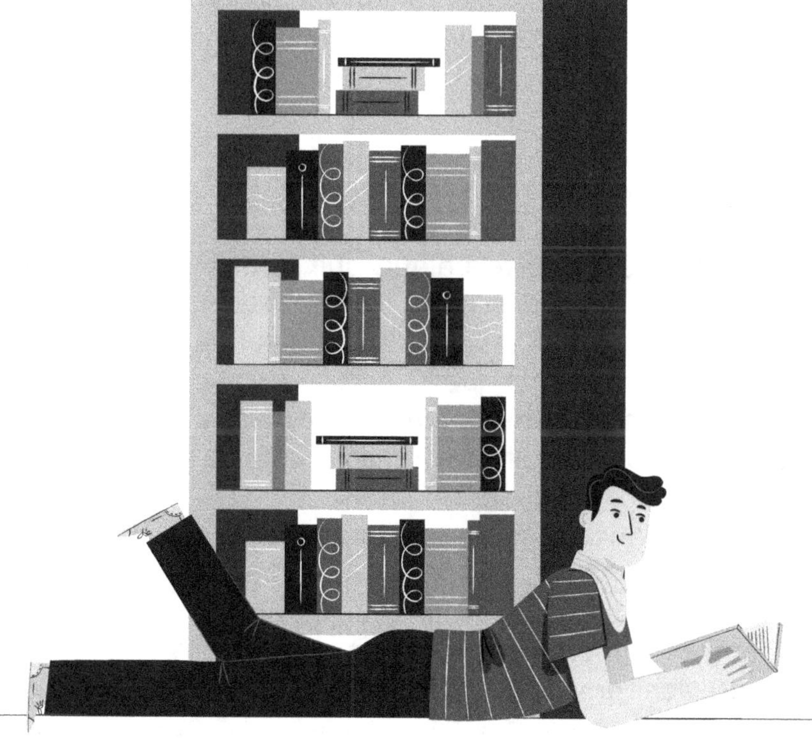

C'est le célèbre scientifique et diplomate américain *Benjamin Franklin* qui a été responsable de l'éclatement de la bulle de *Mesmer*. En 1785, alors qu'il avait presque 80 ans, il fut nommé membre d'une commission diligentée par le gouvernement français pour enquêter exactement sur ce que *Mesmer* était apparemment capable de faire. *Franklin* était très respectée en France à l'époque. Il semble qu'il l'ait vu à peu près immédiatement et a déclaré : « Si ces gens s'améliorent, ils le font par leur propre imagination. » Bien sûr, c'était de la suggestion, plutôt que de l'imagination, mais ni lui ni *Mesmer* lui-même n'étaient conscients de la puissance de la suggestion à l'époque.

Bien que ses méthodes soient tombées en discrédit après l'enquête de *Franklin, Mesmer* est resté l'une des figures les plus mémorables dans le domaine de la guérison. C'est en fait *Mesmer* qui a développé l'idée de passer la main autour et près du corps. Ce que beaucoup de gens croient encore être l'un des secrets de l'hypnotiseur, bougeant probablement ses mains dans le champ magnétique supposé de son sujet !

Définition

L'hypnose est une technique qui permet de provoquer un état modifié de conscience (une transe) pour aider une personne à résoudre ses conflits intérieurs au niveau psychique et psychosomatique.

Si l'on devait synthétiser tout cela, y compris la définition que je donne, voilà ce que l'on pourrait dire sur l'hypnose dans la psychologie :

D'abord, l'hypnose est une pratique encore mal comprise. Et pour cause, elle recèle de nombreuses nuances. Il y a de nombreuses idées reçues, voire des mythes qui entourent l'hypnothérapie. Cette incompréhension de l'hypnose provient principalement de la représentation de l'hypnothérapie dans les œuvres cinématographiques et télévisuelles. La vérité est que l'hypnose présentée sur le petit et le grand écran est essentiellement une représentation théâtrale.

Par ailleurs, il ne fait aucun doute que l'hypnose est un véritable phénomène psychologique qui est bien vu dans le milieu clinique. De manière très simple, on peut considérer que l'hypnose est un état dans lequel l'attention et la concentration sont très soutenues. Une personne sous hypnose sera dans un état de relaxation extrême et aura une suggestibilité accrue. Ainsi, lorsqu'on est dans une transe hypnotique, il sera beaucoup plus facile d'introduire des suggestions dans notre esprit.

Les suggestions positives que les gens reçoivent alors qu'ils sont hypnotisés sont appelées « suggestions hypnotiques ». Bien que beaucoup de gens n'acceptent pas ou ne répondent pas à une suggestion directe ou indirecte, sous hypnose, les suggestions semblent entrer plus facilement dans l'esprit.

Les formes d'hypnose

Souhaitez-vous devenir hypnothérapeute ou psychopraticien ou encore les deux à la fois ? Voulez-vous tout simplement vous lancer dans l'auto-hypnose ? Avant de franchir le pas, vous devez savoir que l'hypnothérapie ne concerne pas une seule forme d'hypnose. Elle n'est pas « standardisée » et il existe différents types d'hypnothérapie que l'on peut utiliser. Je vais vous donner une brève introduction à certaines des formes d'hypnose les plus populaires et les plus efficaces, qui devraient vous aider à prendre une décision et à aller de l'avant.

Hypnothérapie directe

Dans la méthode traditionnelle de l'hypnose par suggestion directe, un thérapeute met une personne dans un état de relaxation profonde. Puis, il « implante » les suggestions hypnotiques directement dans le subconscient pour obtenir des résultats spécifiques. Si vous êtes le genre de personne très analytique et très logique, ce type d'hypnose peut ne pas fonctionner de manière optimale. Des études ont montré que l'hypnose directe est moins efficace sur des personnes avec des traits analytiques que sur des types de personnes très critiques.

Hypnose Ericksonienne

Milton H. Erickson, psychiatre et hypnotiseur, fondateur de l'hypnose Ericksonienne utilise principalement ce qu'on appelle des « suggestions indirectes », des métaphores et des approches dites « décalées » afin de créer des changements chez les patients, que ce soit au niveau comportemental, cognitif, voire analytique. L'hypnothérapie Ericksonienne, lorsqu'elle est effectuée correctement, est très efficace.

Dans ce type d'hypnose, au lieu d'intégrer des suggestions directes dans le subconscient, l'hypnothérapeute utilise des métaphores. Le principe de cette méthode est que le subconscient fera instantanément le lien entre la métaphore et le comportement souhaité, mais la métaphore elle-même agira comme une distraction pour le cerveau. Ainsi, alors que votre cerveau conscient essaie de comprendre la métaphore, le sens de la métaphore va directement dans votre subconscient.

Hypnothérapie analytique ou hypno-analyse

L'hypnothérapie analytique est utilisée pour identifier le « pourquoi ». Pour l'hypnothérapeute, il s'agira de déterminer les « causes profondes » d'une pathologie ou d'un état émotionnel précis. Les thérapeutes analytiques aident également leurs patients à trouver des réponses à des questions enfouies au plus profond de leurs subconscients.

Hypnothérapie de régression

La régression fait référence au processus qui consiste à intégrer dans l'esprit d'une personne des événements du passé qui seront en mesure de l'aider à résoudre ses problèmes. Elle peut également être utilisée pour accéder aux mémoires positives. En termes de préconisation, l'hypnothérapie de régression sera l'une des dernières approches qu'un hypnothérapeute professionnel utilisera. En effet, la plupart du temps, une approche comportementale, cognitive ou analytique sera beaucoup plus facile et sera plus efficace à court terme.

Parfois, un hypnothérapeute bien formé peut utiliser la régression comme première approche lorsqu'il s'agit de traiter les phobies et les peurs. En effet, il y a de fortes chances que la phobie soit liée à un événement traumatisant qui s'est produit durant l'enfance. Il sera important de travailler avec cet événement traumatisant pour éliminer la phobie.

Hypnothérapie de régression de la vie antérieure

Les « souvenirs de vie antérieure » permettent d'en apprendre un peu plus sur ses propres problèmes et pourquoi ils se produisent. Le principal objectif de l'hypnothérapie de régression de la vie antérieure, c'est de « couper le lien », en le supprimant avec les vies passées inutiles. En tant que thérapeute, croire aux vies passées n'est pas une condition sine qua non pour pouvoir effectuer ce type d'hypnose, mais le respect des croyances du client est important. Certaines personnes croient aux vies antérieures, d'autres croient que la vie passée est une métaphore du changement. Les techniques utilisées dans l'hypnothérapie de la régression de la vie passée sont très similaires à celles utilisées dans la régression normale que nous avons présentée précédemment.

Alors, quel type d'hypnothérapie est le meilleur ?

Tous les types d'hypnothérapie cités jusqu'ici peuvent se montrer efficaces pour traiter une pathologie ou une autre. Si vous cherchez à devenir hypnothérapeute, il faut trouver un cours qui couvre au moins les approches comportementales, cognitives, analytiques et régressives. L'approche Ericksonienne peut également être utile à connaître. Votre formation doit être « axée sur les solutions », elle n'a pas besoin d'être nécessairement « clinique ». Vous pouvez combiner votre hypnothérapie avec d'autres thérapies, telles que la psychologie et le conseil, mais si vous le faites, ne vous contentez pas d'un cours qui ne vous donne que les « grands traits » de chacun, obtenez la meilleure formation possible pour chaque type de thérapie. N'hésitez pas à apprendre et à utiliser des techniques supplémentaires parallèlement à ce que vous apprenez lors de votre formation complète en hypnothérapie.

Différences entre hypnose classique et hypnose Ericksonienne

Bien que l'hypnose Ericksonienne soit plus flexible et tout aussi efficace que l'approche classique, la grande majorité des gens s'attendent toujours à la technique basée sur l'induction classique : c'est-à-dire « s'asseoir sur une chaise et s'endormir ». L'induction rapide du sommeil est toujours, et de loin, l'approche la plus populaire. Alors, pourquoi les hypnotiseurs conservent-ils cette approche ? C'est simple, c'est ce que les gens attendent.

En effet, l'hypnose Ericksonienne utilise un langage spécifique pour induire un état hypnotique chez le sujet. Et ce, sans avoir recours à l'induction classique. Pour vraiment réussir, vous devez apprendre à la fois l'hypnose classique et l'hypnose Ericksonienne. Être un bon hypnotiseur, c'est être flexible et plus vous avez de compétences, d'outils et de techniques à votre disposition, et plus vous serez efficace. Donc apprendre toutes les approches est mieux qu'en apprendre une ou deux.

Qu'est-ce que l'auto-hypnose ?

En plus du travail d'hypnose accompagné, il est tout à fait possible de provoquer soi-même un état hypnotique.

Il est recommandé d'éviter les sujets liés à des traumatismes, mais plutôt ce qui est du domaine de la ressource (confiance, estime, capacité, motivation, sommeil, concentration...).

Un état hypnotique est un phénomène très naturel, que vous vivez certainement plusieurs fois par jour. La plupart du temps, vous ne vous en rendrez même pas compte. Il s'agit d'un état particulier qui apparaitra lorsque vous conduisez, lorsque vous lisez un bon livre ou lorsque vous regardez un bon film et que vous êtes parfaitement concentré.

Si je vous parle de cela, c'est que dans ces états, alors que vous êtes à la fois conscient et « ailleurs », votre inconscient sera en mesure de vous aider à effectuer des changements profonds.

L'auto-hypnose permet d'atteindre une conscience de soi plus profonde, une présence plus perceptible et une capacité d'accéder et de changer les modèles physiologiques et comportementaux depuis son subconscient. Pour arriver soi-même à un état hypnotique, il est important de suivre une série de « suggestions ». Pour exploiter toute la puissance de l'auto-hypnose, vous devez apprendre à déclencher un état de conscience dans lequel vous êtes détendu, réceptif, confiant et ouvert.

Les suggestions constituent la base même du processus hypnotique. Ces suggestions peuvent être très simples ou très complexes. Tout dépendra de la situation.

Chaque changement d'humeur conduit à l'apparition d'un état mini-hypnotique (ou hypnoïde). Ainsi, il n'y a aucun état spécifique qui puisse être qualifié de vraiment « non hypnotique ».

CHAPITRE 5

LE CHAMANISME

Un peu d'histoire

Aujourd'hui, le chamanisme est un terme qui couvre de nombreuses réalités. C'est une pratique ancienne qui puise ses racines partout à travers le monde. Lorsque nous remontons assez loin dans l'histoire, nous trouvons le chamanisme sur tous les continents. C'est le chemin qui, par essence, remonte aux ancêtres de chaque nation.

À l'origine, le terme chamanisme était utilisé en anthropologie pour désigner des pratiques observées en Sibérie. Aujourd'hui, cependant, le terme, et surtout, le concept s'est bien élargi. Que nous parlions des Tungus de Sibérie, des Aborigènes d'Australie, des Shuar d'Amazonie ou encore des Lakota d'Amérique du Nord, des anciens peuples celtiques de nos régions, nous retrouverons toujours le même noyau du chamanisme, profondément ancré dans la vie et la conscience locales.

Le chamanisme est profondément lié à la nature ainsi qu'à l'abondance des vertus de la Terre. C'est la forme la plus ancienne sous laquelle l'humanité a cherché le lien avec la création. C'est la façon la plus ancienne de guérir l'individu, qui remonte à l'âge de pierre.

Certains signes du chamanisme ont été découverts dans les religions organisées bien plus tard, généralement dans les pratiques mystiques et symboliques. D'ailleurs, le paganisme grec a été influencé par le chamanisme. On peut remarquer cela à travers les histoires de Tantale, Prométhée, Médée et Calypso entre autres. Un certain nombre de pratiques chamaniques de la religion grecque a été inscrit dans la religion romaine.

Il y a une forte influence chamanique dans la religion Bön d'Asie centrale et dans le bouddhisme tibétain. Le bouddhisme est devenu populaire auprès des peuples chamaniques du Tibet et de la Mongolie dès le VIIIe siècle. On retrouve un élément commun au chamanisme et au bouddhisme : c'est la réalisation spirituelle. On retrouve également une utilisation ponctuelle de substances hallucinogènes.

Cependant, avec la propagation du christianisme, les pratiques chamaniques dans de nombreuses cultures ont été pratiquement remplacées.

En Europe, à partir de 400 après J.C, l'église chrétienne a fait en sorte que les religions grecques et romaines disparaissent. Les temples ont été systématiquement détruits et toutes les cérémonies alternatives ont été interdites. À partir du Moyen-Age et jusqu'à la Renaissance, les vestiges du chamanisme européen ont été anéantis par les chasses aux sorcières successives.

La répression du chamanisme a continué à mesure que l'influence chrétienne se répandait avec la grande époque de l'exploration espagnole. En Amérique du Nord, les Anglais ont mené des campagnes de persécution contre des individus considérés comme des sorciers, y compris les chamans.

Définition

Le chamanisme fait partie des plus anciennes « médecines » dans le monde entier. Il sera difficile de trouver un consensus pour une seule définition du Chamanisme. Et pour cause, il existe autant de définitions qu'il y a de chamans ayant leurs propres visions de leur pratique.

En occident, la pratique est « adaptée » à nos capacités de compréhension. Ainsi, nous disons plutôt praticien en Chamanisme que Chaman.

Le chamanisme comprend un éventail de croyances et de pratiques traditionnelles concernant la communication avec le monde des esprits. C'est un terme important dans la recherche anthropologique. Les chamans sont des intermédiaires entre les mondes humain et spirituel. Pour cela, ils sont en mesure d'entrer dans des univers métaphysiques pour obtenir des réponses précises aux problèmes de leurs patients.

Le terme « chaman » vient du turc « *šamán* ». Ce terme est également reconnu dans les cultures orientales antiques, de la Turquie jusqu'à la Sibérie. Le chamanisme a joué un rôle important dans la mythologie altaïque. Le tengrisme, qui était la croyance majeure des peuples Xiongnu, turc, hongrois et bulgare dans l'antiquité, incorpore des éléments de chamanisme.

Il existe différentes traditions chamaniques. Par ailleurs, elles ont quelque chose en commun : la même vision animiste du monde, où l'être humain est perçu comme un être parmi d'autres manifestations naturelles. Fondamentalement donc, l'être humain n'est pas différent des plantes et des animaux. Selon cette vision, l'Univers possède quatre niveaux d'existence : le niveau physique (corps, matière), le niveau mental (pensée, esprit), le niveau mystique (rêve, images, sons) et le niveau spirituel. L'énergie circule constamment à travers ces quatre niveaux et cette même énergie peut se perdre ou se bloquer à l'intérieur de l'un des quatre niveaux.

Dans les Cosmologies chamaniques, toutes les manifestations naturelles sont des êtres vivants et ont un esprit, que ce soit la mer, le vent, le feu, l'océan, les plantes, les roches, etc. Tout est vivant et a une conscience, juste une conscience différente de celle de l'esprit humain.

Qu'est-ce qu'un chaman ?

On appelle un chaman la personne qui a les capacités d'utiliser son corps pour interagir entre ces quatre niveaux de manifestation. Il peut alors éviter les blocages énergétiques et les pertes d'énergie. Le chaman a des alliés spirituels et l'esprit de la nature pour aider à sa guérison.

Le pouvoir d'un chaman provient donc de la nature. En fonction de son environnement, il utilisera différents aspects de la nature (fleur, plante, vent, feu, eau, etc.) et des animaux pour guérir. Les chamans travaillent à travers leur corps et à travers la relation intime qu'ils développent avec leurs instruments rituels, leur objectif principal est de rétablir l'équilibre.

Le chaman possède un rôle social important. Celui-ci est composé d'un ensemble de comportements, d'habitudes, de normes, de droits et d'obligations. L'anthropologie culturelle aborde le chamanisme comme l'étude de la culture, des croyances et des us et coutumes d'une société donnée. Le mouvement New Age s'est approprié le chamanisme et l'a transformé en une pratique moderne.

Dans les sociétés chamaniques, le chaman peut également intervenir comme guérisseur. Ayant accès à l'univers des esprits, un chaman acquiert également des connaissances et donc un pouvoir de guérir. Les chamans agissent également comme des « médiateurs ». Le chaman est considéré comme celui qui communique avec les esprits au nom de la communauté, y compris les esprits des morts. Dans certaines cultures, ce rôle de médiateur du chaman peut être bien illustré par certains des objets et symboles du chamanisme. Par exemple, le chaman et le jaguar sont reliés dans certaines cultures venant d'Amérique du Sud. Le jaguar est capable de se déplacer librement sur le sol, dans l'eau, et grimper aux arbres comme l'âme du chaman peut naviguer entre les différents niveaux d'existence de l'être humain. Dans certaines cultures de Sibérie, ce sont certaines espèces d'oiseaux aquatiques qui sont associées au chaman, et le chaman est censé être capable de prendre sa forme.

▌ Les principes du chamanisme

Perte d'esprit et récupération d'esprit

Dans le chamanisme, on croit que toute maladie est causée par un manque ou un surplus d'énergie. C'est pourquoi le traitement prôné par le chamanisme se base sur l'équilibre énergétique.

En cas de traumatisme ou d'accident grave, un mécanisme de survie va se déclencher et va inciter l'esprit à se détacher du corps. Du moins, c'est ce que croient les adeptes du chamanisme. Dans la psychologie occidentale, nous avons l'équivalent de ce phénomène qu'on appelle « dissociation ». Ce processus de dissociation se déclenche lorsque le cerveau fait face à une situation traumatisante et insupportable. Il y a donc ici une perte d'énergie. Le vide laissé par cette perte d'esprit rendra l'individu plus vulnérable aux énergies externes intrusives. On aura donc affaire à un double déséquilibre : le manque d'esprit et l'invasion des énergies étrangères. Le chamanisme est en mesure de rééquilibrer ce déficit énergétique.

Parfois, c'est le contraire qui se passe : une énergie invasive (esprit malveillant dans certaines cultures orientales ou relation négative en Occident) peut s'introduire en premier et provoquer une perte d'esprit. La plupart du temps, ces phénomènes énergétiques sont simultanés, non linéaires et fortement influencés par notre état d'esprit, notre réaction mentale aux changements, le contexte dans lequel nous vivons, etc.

L'écopsychologie, quelle est la relation entre la psychologie et le chamanisme ?

En psychologie, on désignera les termes « Esprit » ou « Esprits » par le mot « énergie ». D'ailleurs dans de nombreux domaines scientifiques comme la physique quantique ou même l'écologie, l'univers est décrit comme un système auto-organisateur. Selon la militante écologiste *Joanna Macy*, *« les cellules, les corps, les écosystèmes, la planète elle-même ne sont pas seulement un tas de parties disjointes, mais sont dynamiquement organisés en systèmes minutieusement équilibrés. Chaque élément faisant partie d'un système plus vaste »*.

La médecine chamanique est basée sur ces mêmes observations. Traditionnellement, la psychologie essaye de comprendre comment les humains fonctionnent. Il s'agit généralement de disséquer les liaisons qu'il peut y avoir entre les comportements, les émotions et les pensées.

Bien que le chamanisme varie d'une culture à l'autre, il existe certains principes de base du chamanisme que l'on retrouve partout.

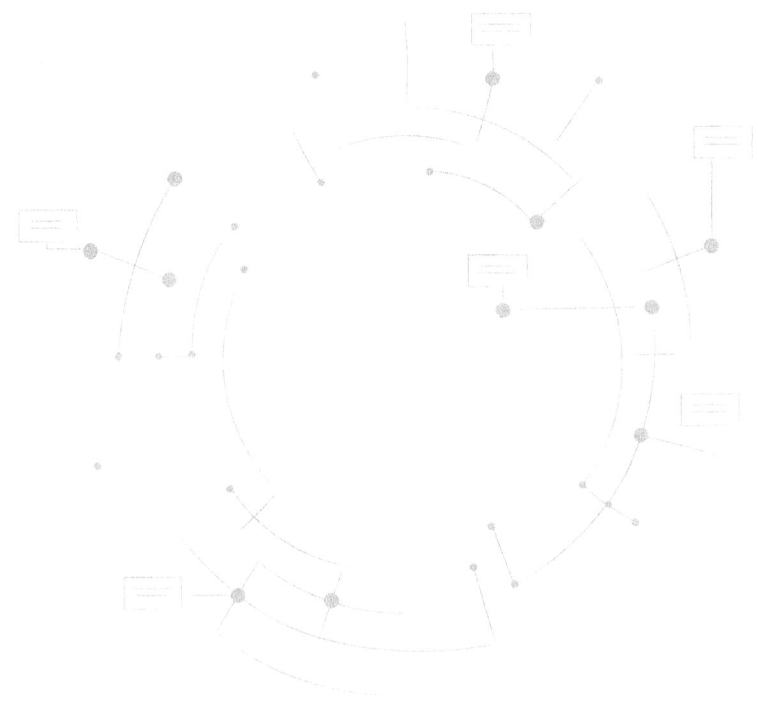

Tout est animé et connecté

Dans le chamanisme, tout est imprégné d'essence, de puissance de l'âme et donc de conscience. Le chaman ne fait aucune distinction. Il n'y a rien de « moins » ni de « plus ». Tout est animé et tout est sain.

Cette prise de conscience mène à la conclusion que tout est connecté et relié les uns aux autres. Rien ne se suffit à lui-même. C'est pourquoi dans de nombreuses cultures chamaniques, le cercle est un élément très important. De nombreux chamans le disent : « *Tout évolue dans un cercle* ». Nous voulons sentir une véritable complétude.

Bref, on retourne vers cette vision animiste qui est au cœur du chamanisme. Cela signifie également que tout est imprégné de conscience et que tout communique avec tout. Et c'est l'un des fondements du travail d'un chaman : la communication de la conscience, d'une âme vers une autre.

Le chaman est celui qui voyage entre les mondes

Le chaman est celui qui établit le contact avec le monde spirituel. Il est en mesure de parcourir le monde des esprits afin d'obtenir des informations qu'il pourra utiliser au bénéfice de la communauté. Ces informations peuvent apparaître sous la forme de techniques qui pourront être utilisées pour guérir les gens ou réaliser des prédictions.

Le rôle de l'extase

Le chaman est également considéré comme un technicien de l'extase. Il travaille principalement avec la conscience et maîtrise tous les coins et recoins de son subconscient et peut naviguer dans celui des autres. Le chaman travaille principalement dans un environnement de transe. Il s'agit d'un état dans lequel l'esprit navigue dans une réalité parallèle. Pour provoquer cette transe dans le cadre d'une consultation, le chaman peut utiliser différents canaux comme la danse, le chant, l'adoption de postures particulières et même l'utilisation de plantes hallucinogènes, dans les sociétés beaucoup plus traditionnelles.

Dans le chamanisme, les bases sont la conscience et l'inspiration

Le travail chamanique se concentre sur la conscience. On ne le répètera jamais assez. D'autant plus que c'est la base de toute forme de vie. Seul le chaman sera en mesure de comprendre que la conscience est un espace infini qui n'a presque pas de limite.

C'est pourquoi de nombreuses cultures parlent du « Grand Mystère ». L'univers est un chef-d'œuvre qui continue de se déployer sans fin. Le chaman est en mesure de vivre dans cette réalisation qui est censée ouvrir des portes d'émerveillement.

Dans ma vision personnelle, c'est l'inspiration qui joue un rôle important. D'autant plus qu'elle est disponible partout. Pour moi, l'inspiration reste le principal moteur de la création. Et elle frappe à notre porte sans arrêt.

CHAPITRE 6

MAGNÉTISME ET ÉNERGÉTIQUE

Les approches énergétiques existent depuis des millénaires, notamment en Chine ou en Inde. On a aussi longtemps pensé que la pratique de l'hypnose était magnétique. D'aussi loin que je me souvienne, j'ai toujours eu cette perception dans les mains, comme quelque chose de vibrant dans les paumes. Je me suis abimé un certain nombre de fois dans la pratique du « magnétisme » jusqu'à m'initier au Reiki qui m'a enfin ouvert les voies d'une pratique en sécurité et branché sur la bonne fréquence. En effet, en énergétique aussi il y a de l'ombre et de la lumière !

Le REIKI Usui (celui auquel je suis initié) est une approche énergétique japonaise, intégrant un enseignement de postures, de gestes pour soi-même ou un consultant afin de rétablir l'équilibre énergétique. Ça ne vous rappelle rien dans les techniques déjà vues plus haut ? On est, là encore, dans cette notion de déséquilibre qui dès lors génère une problématique. C'est vrai pour un désordre psychique qui va générer un symptôme (par exemple une phobie, obsession...). Il en est de même sur un désordre de nature énergétique qui va se manifester dans la matière également.

Je dois dire que mes premières expériences avec le Reiki (et en tant que consultant) ont bouleversé certains de mes paradigmes et l'enseignement reçu a ouvert très fort et très haut les connexions transpersonnelles, notamment le travail avec mes guides.

Un peu d'histoire

L'histoire du Reiki présente des variantes selon les ouvrages que vous consultez. La bibliographie sur ce sujet est très mince, y compris celle au sujet du *Dr Usui* et les origines de son propre type de Reiki. Je pense qu'il est important de regarder comment le Reiki originel a évolué à travers les âges et comment il a été adapté aux besoins des praticiens.

Dr Mikao Usui (1865-1926)

C'est un moine japonais bouddhiste, qui s'appelle *Mikao Usui* et qui a remis au goût du jour le Reiki au milieu du XIXe siècle. Cette nouvelle itération du Reiki est née du questionnement du *Dr Mikao Usui* sur les miracles de guérison de Dieu. Il était déterminé à apprendre le secret de ces guérisons secrètes afin qu'il puisse aider les autres. Ses recherches l'ont amené à voyager à travers le monde.

Durant son périple, le *Dr Usui* s'est notamment rendu dans les montagnes sacrées de Kori Yama où il s'est confiné (jeûne et méditation) pendant une vingtaine de jours dans le but d'atteindre un état de conscience très altéré qui, selon lui, lui donnerait ce pouvoir de guérison. Le matin du 21e jour, le *Dr Usui* commençait à perdre patience. Alors qu'il était sur le point d'abandonner et de partir, une grande masse d'énergie spirituelle est entrée en lui. C'est à ce moment-là qu'il aurait acquis la capacité de guérir.

Plus tard, il est retourné dans son monastère qui se trouve dans les montagnes sacrées de Kori Yama. Puis il a décidé de passer quelques jours dans une ville de mendiants, dans les bidonvilles de Kyoto, pour les soigner et les aider à avoir une vie meilleure. Il y est resté pendant 7 ans pour soigner de nombreuses pathologies.

Pour *Usui*, le Reiki constituait une véritable pratique spirituelle, une opportunité pour chaque individu de découvrir sa vraie nature.

▌ Définition

Lorsqu'il s'agit de « guérison » par imposition des mains, le magnétisme et le Reiki sont les méthodes les plus souvent citées. Si ces deux méthodes sont très semblables dans leur processus : envoyer de l'énergie curative, elles présentent aussi des différences fondamentales dans leurs origines et leur fonctionnement.

Le Reiki est une technique de « guérison » pratique, où le praticien place ses mains sur des centres énergétiques importants du corps du patient. Le plus souvent, les mains sont positionnées au-dessus de la tête et des points principaux du chakra, avec les pieds, les genoux et d'autres parties du corps.

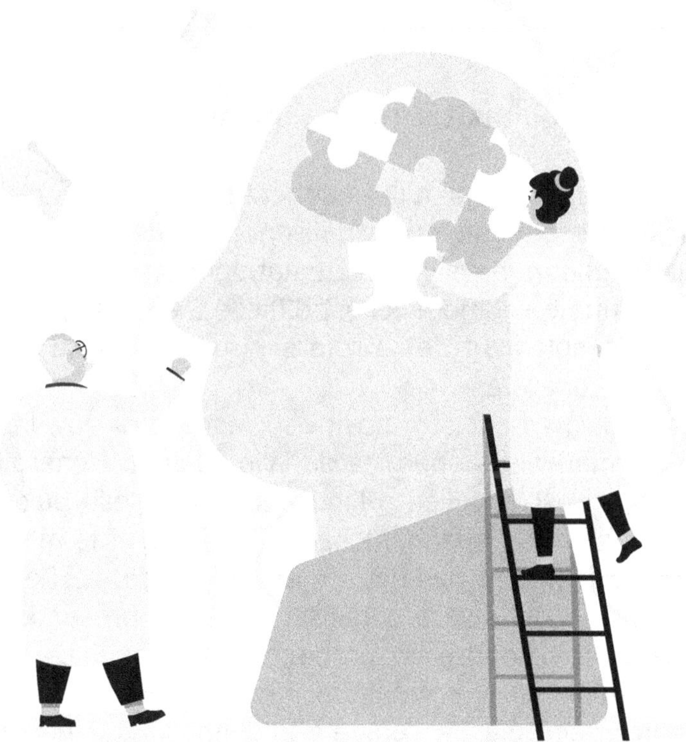

Comment fonctionne le Reiki ?

Les effets du Reiki sont provoqués par canalisation énergétique. Cela signifie que l'énergie que l'on transmet au consultant ne vient pas du praticien, mais d'une source d'énergie externe venant de la Terre ou du Cosmos. Autrement dit, le praticien en Reiki n'est qu'un intermédiaire.

Normalement, lorsque vous étudiez le Reiki, vous apprenez que cette énergie est appelée « énergie universelle », ou « énergie de guérison ».

Mais il est important d'apporter des clarifications scientifiques précises. Des études scientifiques suggèrent que cette énergie provient de la Terre elle-même, car il existe des liens entre les émissions magnétiques des guérisseurs et les résonances de Schumann.

Le type d'énergie que l'on émet lors d'une séance de guérison de Reiki est en partie magnétique, et vient principalement de la Terre.

Magnétiseur ou maître Reiki : qui sont-ils ?

Sur le fond, le travail d'un magnétiseur et du maître Reiki est quasiment le même : ils canalisent une énergie pour soulager les douleurs physiques et émotionnelles d'un individu. Le mécanisme qui se joue ici est difficile à analyser, car il ne s'agit pas simplement de se référer à un patient ni à n'importe quelle énergie.

Cette énergie peut être positive, c'est-à-dire qu'elle supplante les mauvaises énergies de la personne. L'énergie de « guérison » est envoyée à l'individu afin qu'elle puisse se guérir elle-même. Cependant, le maître Reiki et le magnétiseur ne fonctionnent pas de la même manière. Le Reiki est une technique qui vise à canaliser l'énergie présente dans l'univers pour résoudre un problème spécifique. Le maître Reiki est donc un intermédiaire, un canal de communication, entre l'énergie de l'univers et l'individu. Il ne donne pas sa propre énergie dans ce système d'échange. En effet, il s'appuie entièrement sur l'énergie universelle simplement en confiant au consultant la tâche de résoudre le problème.

Le magnétiseur, quant à lui, applique le magnétisme qu'il possède dans ses mains. Cette énergie lui permet de soulager en utilisant sa propre énergie. Ce n'est pas seulement un canal, c'est aussi le transmetteur d'énergie de « guérison ». Il va donc puiser dans ses propres ressources pour soulager un consultant. De même, il ne laisse pas son énergie faire tout le travail. En général, sa première intention est d'éliminer la douleur. Il recherche les causes physiques et énergétiques des problèmes. Il terminera le traitement par une libération d'énergie. Le premier effet sera très rapide, car le soulagement est immédiat.

▌ Principe

Généralement, c'est un maître Reiki qui doit prodiguer l'enseignement du Reiki. Il a pour objectif de transmettre les connaissances nécessaires pour maîtriser et canaliser l'énergie. En effet, le Reiki reste avant tout une technique de canalisation.

Le magnétisme doit être cultivé, même s'il est inné. Il n'est pas rare que ce soit une transmission héréditaire bien que je sois convaincu sur cela puisse s'apprendre. Il n'est pas rare que le magnétisme fasse appel au Reiki pour compléter le traitement de certaines pathologies. En effet, le Reiki possède un avantage non négligeable : il est capable d'accélérer le processus de « guérison » à la suite des soins prodigués par le magnétiseur.

Le Reiki est souvent remis en question, car il utilise l'énergie de l'univers. Dans l'univers, les bonnes et les mauvaises énergies sont présentes. On peut alors se demander comment être certain que seules les bonnes énergies sont canalisées. Le Maître Reiki répond à cela que l'univers sait ce qui est bon pour vous et vous envoie les énergies en conséquence.

Pour le magnétiseur, il prend le risque de récupérer les énergies « négatives » lorsqu'il appose ses mains et doit ainsi effectuer des nettoyages énergétiques complets à la suite de chaque séance de magnétisme.

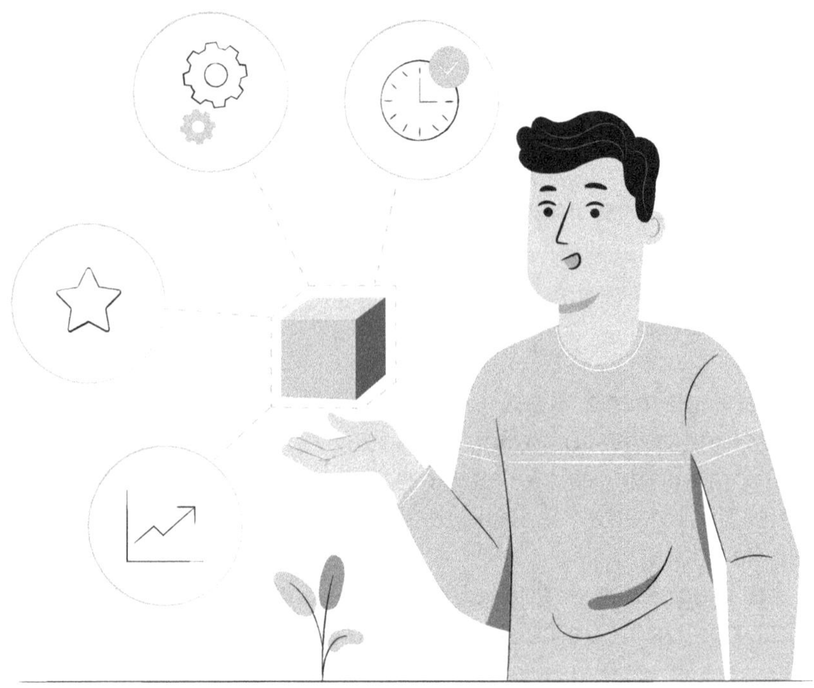

Lorsqu'on parle de Reiki, le nom qui ressort le plus souvent c'est celui du *Dr Mikao Usui*. Il a créé sa propre technique de Reiki qu'il a nommé *Usui Shiki Ryoho*, mais il existe de nombreux types de Reiki. Le système créé par le *Dr Usui* reste le plus célèbre et le plus répandu des nombreux types de Reiki.

CHAPITRE 7

EFT

Je me suis formé à L'EFT (*Emotional Freedom Technique*) il y a quelques années et j'ai pu observer aux États-Unis la manière dont ils ont utilisé cette méthode dans le traitement des syndromes post-traumatiques (PTSD), notamment à la suite du séisme de Haïti en 2010, ainsi que les travaux réalisés avec des vétérans du Vietnam.

À mon cabinet, j'ai beaucoup utilisé cette technique avec les enfants souffrants de terreurs nocturnes. Les résultats constatés sont stupéfiants. Les études menées, notamment à l'aide de l'imagerie médicale, montrent qu'une information traitée, jusque-là par le cerveau limbique (émotionnel), a la capacité avec l'EFT de se déplacer vers le cortex : le souvenir existe toujours bien sûr, mais sans stimulation émotionnelle. Ce qui est, reconnaissons-le, plus confortable.

Cette méthode consiste à stimuler certains points précis, comme en acuponcture, tout en répétant des phrases que le thérapeute suggère, en relation avec votre perception de la situation, jusqu'à la disparition complète du « symptôme ».

Vous pouvez donc imaginer l'utilisation en matière de développement personnel quand il est possible d'évacuer ce qui pouvait bloquer ou freiner le processus de votre évolution, de vos désirs...

█ Un peu d'histoire

L'EFT possède des liens très étroits avec l'acupuncture, dans la mesure où il y a un contact avec des points spécifiques du corps contenant des épicentres d'énergie. Avec l'acupuncture, ces épicentres d'énergie sont stimulés avec des aiguilles spéciales pour soulager la douleur, la tension et combattre différentes pathologies. Au fil des années, cependant, les chercheurs et les guérisseurs ont réalisé que simplement en tapotant sur ces points de pression sur le corps, nous obtenons des résultats similaires à ceux de l'acupuncture.

Un de ces psychologues, R*oger Callahan*, a utilisé cette idée pour soigner un patient qui avait la phobie de l'eau. Au cours de ses nombreux traitements, qui se sont tous révélés inefficaces, *Callahan* est accidentellement arrivé à l'utilisation de l'EFT. Son patient s'est plaint de douleur abdominale lorsqu'il se sentait anxieux à la pensée de l'eau. Il lui a demandé de taper sous son œil, sachant que cet endroit avait un lien direct avec le méridien d'acupuncture dans son estomac.

À son insu, il construisait l'idée que le tapotement pouvait atténuer l'anxiété de son patient. C'est exactement ce qui s'est passé - après avoir tapoté sous son œil, le patient a ressenti un arrêt soudain de ses maux d'estomac, presque immédiatement. Plus surprenant encore, la phobie de l'eau a disparu si rapidement et si profondément que le patient a pu courir jusqu'à la piscine la plus proche et s'est tenu au bord de l'eau. Il ne ressentait plus cette anxiété qui le tourmentait.

Finalement, *Callahan* a inventé la technique de tapotement sous le nom de « *Thought Field Therapy* » (TFT), qui consistait à tapoter sur des points spécifiques du corps tout en pensant au problème ou au trouble avec lesquels on luttait.

Gary Craig, un ancien élève de *Callahan*, s'est basé sur l'outil TFT déjà largement utilisé de son professeur pour créer un schéma de tapotement spécifique. Ce schéma consistait à taper sur des points spécifiques en suivant un ordre précis, et à répéter une phrase à haute voix tout en tapotant sur chaque point. Ainsi, on peut considérer *Gary Craig* comme le principal développeur de l'EFT moderne.

Définition

La technique de libération émotionnelle ou EFT s'appuie sur différentes théories de la médecine alternative, notamment l'acupuncture, la programmation neurolinguistique et l'énergétique. Cette technique a été démocratisée à travers le manuel EFT de *Gary Craig*, publié à la fin des années 1990, et dans des livres et ateliers connexes. L'EFT et les techniques similaires sont souvent décrites sous le terme générique de « psychologie énergétique ».

Principe

On appelle points méridiens tous les centres énergétiques du corps. On les considère généralement comme des canaux d'énergie qui relient les autoroutes du corps. Ces centres d'énergies nous relient donc à nos pensées, nos sentiments et nos sensations. Certains d'entre eux peuvent être la cible de pensées négatives qui perturbent l'équilibre du corps et de l'esprit.

En exerçant une légère pression sur chacun de ces points méridiens, et en disant à haute voix ce que vous ressentez et ce contre quoi vous luttez, vous serez en mesure de vous débarrasser des pensées et des énergies négatives qui vous tourmentent.

Quelle que soit la nature de la chose dont nous voulons nous débarrasser, qu'il s'agisse d'un mauvais souvenir ou d'une pensée négative, l'utilisation de l'EFT va aider à renforcer l'acceptation et la suppression des émotions négatives, afin de permettre au corps de se remettre en ordre et en équilibre.

Comment se passe une séance EFT ?

Pour réaliser une séance EFT, suivez les cinq étapes suivantes :

1. **Identification du problème** : Pendant cette étape, la personne réfléchit au problème qu'elle souhaite résoudre. Il faudra choisir un seul problème sur lequel se concentrer à la fois.
2. **Testez l'intensité initiale** : Une personne doit classer l'intensité de son problème sur une échelle de 0 à 10, 10 étant l'intensité la plus élevée. Ce système de classement permet à la personne d'évaluer l'efficacité de la séance.
3. **La configuration** : Avant de commencer chaque cycle de tapotement EFT, la personne doit décider d'une phrase de rappel simple à répéter lors de chaque tapotement.
4. **La séquence** : Au cours de cette étape, le sujet tapote sur des points spécifiques du corps tout en répétant la phrase de rappel qu'il a choisie.
5. **Testez à nouveau l'intensité** : Une fois de plus, évaluez l'intensité du problème sur une échelle de 0 à 10. Elle doit s'être améliorée. Répétez le processus jusqu'à ce que l'intensité atteigne 0.

Dans les sections suivantes, nous examinons les preuves scientifiques actuellement disponibles pour soutenir l'efficacité de l'EFT pour l'anxiété, la dépression et le SSPT.

La technique de libération émotionnelle utilisée pour traiter l'anxiété

Une grande partie des recherches réalisées sur l'EFT concerne le traitement de l'anxiété.

Les résultats de la plupart des études indiquent que les personnes qui ont utilisé cette méthode ont connu une diminution significative de l'anxiété. En 2016, il y a eu un essai contrôlé qui visait à comparer l'efficacité de l'EFT et de la TCC (Thérapie cognitivo-comportementale) dans le traitement des personnes souffrant à la fois d'anxiété et de dépression. Les deux traitements ont considérablement réduit les symptômes de la dépression et ont entraîné une disparition progressive de l'état anxiogène.

Plus récemment, une étude de 2019 portant sur 203 personnes a testé les réactions physiques et les symptômes psychologiques des personnes qui suivent un traitement EFT. La majorité des personnes qui ont participé étaient des femmes de plus de 50 ans. Les chercheurs ont rapporté que les participants ont connu une réduction significative des symptômes d'anxiété, de dépression et de PTSD, ainsi que des niveaux de douleur. Ils ont également signalé une amélioration de l'humeur. Des tests physiques ont été effectués sur des participants et une amélioration de la fréquence cardiaque, de la pression artérielle et des niveaux de cortisol a été constatée.

EFT pour la dépression

En plus des études qui évaluent l'efficacité de l'EFT sur les personnes souffrant à la fois d'anxiété et de dépression, d'autres recherches se concentrent sur l'utilisation de l'EFT pour traiter les personnes souffrant de dépression uniquement.

Une étude de 2012 portant sur 30 étudiants souffrant de dépression (allant de modérée à sévère) a rapporté que ceux qui ont reçu quatre séances EFT avaient significativement moins de symptômes que ceux qui n'ont reçu aucun traitement

Dans une revue réalisée en 2016 et qui rassemblait une vingtaine d'études, on a conclu que l'EFT était très efficace pour réduire les symptômes de la dépression. Les résultats suggèrent que l'EFT avait les mêmes effets, voire de meilleurs effets dans certains cas, que les autres traitements standards contre la dépression.

La technique de libération émotionnelle utilisée pour traiter le trouble de stress post-traumatique

Selon certaines études, le personnel militaire, surtout les soldats qui rentrent d'une zone de guerre et qui souffre de SSPT peut bénéficier de l'EFT.

Dans une étude qui date de 2013, 30 vétérans de guerre qui ont reçu un traitement par EFT en complément des soins standard avaient significativement moins de détresse psychologique et de symptômes de PTSD que ceux qui étaient sur une liste d'attente pour un traitement.

De plus, après trois et six séances, respectivement 60,0 % et 85,7 % des participants ne répondaient plus aux critères cliniques du SSPT. Six mois après le traitement, 79,5 % des participants ne répondaient pas aux critères, ce qui, selon les chercheurs, indiquait les avantages à long terme de l'EFT.

Dans une enquête de 2017 réalisée auprès des praticiens EFT, la plupart (63 %) ont rapporté que l'EFT pouvait traiter un état de stress post-traumatique complexe en 10 séances ou moins. Près de 90 % des répondants ont déclaré que moins de 10 % de leurs clients font peu ou pas de progrès.

Cependant, il est important de noter que ces résultats sont autodéclarés par les personnes qui pratiquent l'EFT. De plus, les praticiens combinent souvent l'EFT avec d'autres approches, y compris la thérapie cognitive, qui peuvent jouer un rôle dans la réussite du traitement.

CHAPITRE 8

LOI D'ATTRACTION ET PENSÉE POSITIVE

Avec l'usage de la pensée positive, nous pouvons agir en amont sur notre manière de penser et agir. Il est possible également de formuler vos désirs, vos attentes. Dans la mesure où tout est à l'équilibre sur un plan énergétique, si vos pensées et actes sont alignés, vous allez commencer à recevoir. Encore faut-il activer votre demande. Que vous appeliez cela Univers comme moi ou puissance divine ou tout autrement, formulez à voix haute votre demande (attention ! c'est puissant, il faut être au clair avec les demandes formulées. Vous êtes responsable de ce que vous demandez).

C'est puissant certes, mais la loi d'attraction ne va pas tout faire. Si par exemple, je demande à l'univers de m'apporter 5000 euros aujourd'hui, car j'ai beaucoup de factures à payer, il se pourrait que ce même Univers me fasse vivre une expérience qui va chercher à ouvrir ma conscience sur une problématique en relation avec l'argent. Et c'est souvent inattendu.

Un peu d'histoire

La loi de l'attraction n'est pas quelque chose qui a été découvert récemment, même si elle affiche un regain de popularité à travers de nombreux livres et de nombreuses œuvres télévisuelles et cinématographiques.

Les premières traces du concept de « loi de l'attraction » ont été enregistrées dans l'hindouisme. La loi de l'attraction est également mentionnée dans les textes théosophiques.

Hormis l'hindouisme, la première véritable utilisation pratique du concept de « loi de l'attraction » se trouve dans l'ouvrage de *Helena Blavatsky* intitulé *La Doctrine secrète* publié en 1877. Près de trente ans plus tard, en 1902 plus précisément, le livre *As a Man Thinketh* de *James Allen* fait la mention d'une idée similaire à la loi de l'attraction, mais le concept n'est pas présenté comme tel.

Wallace Wattles était également un autre auteur influent du mouvement New Thought avec son livre *The Science of Getting Rich*, un guide pratique pour devenir riche. Il était l'un des auteurs qui a mis en pratique les principes de la Nouvelle Pensée dans sa propre vie, sa pratique personnelle était centrée sur la visualisation créative : comme sa fille *Florence* l'a dit, « *il a formé une image mentale* » dans sa tête puis « *il a travaillé à la réalisation de cette vision* ».

▌ La loi de l'attraction et du succès personnel

Napolon Hill a écrit le premier best-seller à un million d'exemplaires sur le thème de la loi de l'attraction, « *Think and Grow Rich !* » (1937) dans lequel il parle de l'importance de contrôler vos pensées pour réussir. Ce livre est aujourd'hui considéré comme un classique dans le domaine du développement personnel.

Hill est l'un des premiers écrivains à aborder le thème du succès personnel dans l'ère moderne. Il a examiné le pouvoir et le rôle que les croyances personnelles jouent dans le succès personnel.

La loi de l'attraction dans la littérature moderne

Au cours des dernières années, il y a eu de nombreux auteurs à succès qui parlent dans leurs livres de la loi de l'attraction, dont beaucoup sont présentés dans le film de 2006 *The Secret*. Il s'agit d'un documentaire qui explique la loi de l'attraction, à travers des entretiens avec des professionnels et des auteurs dans des domaines très différents, de la physique quantique et de la médecine à la psychologie, la métaphysique, la philosophie et le développement personnel.

Rhonda Byrne est l'auteure du livre *The Secret* et la productrice du film. Elle a découvert la loi de l'attraction en 2004, puis elle a commencé à faire des recherches et à retracer ce concept à travers les siècles.

▎ Définition

Fondamentalement, qu'est-ce qu'on entend par « loi de l'attraction » ?

La loi de l'attraction soutient que vous pouvez façonner votre propre existence à travers les choses sur lesquelles vous vous concentrez. Vous êtes le maître de votre vie et tout ce qui se produira dans cette vie.

Cependant, ce n'est pas si simple ! Sinon, tout le monde aurait la vie qu'il souhaite. Par ailleurs, de nombreux ouvrages de référence apportent des preuves que la loi de l'attraction a été utilisée par *Beethoven*, *Einstein* et vous l'avez également certainement déjà utilisée dans votre propre vie, que vous en soyez conscient ou non ! Donc il y a bien une technique pour faire en sorte que, si vous savez utiliser la loi de l'attraction, vous pouvez contrôler ce que vous attirez dans votre vie.

Vous pouvez le croire ou non : la loi de l'attraction n'est pas quelque chose de magique, ni de l'ordre du mystique. La maîtrise de la loi de l'attraction ne nécessite aucune initiation dans une école spéciale ni dans un ordre ou une congrégation secrète quelconque. En réalité, la loi de l'attraction est un principe universel élémentaire.

Vous vous demandez certainement pourquoi la loi de l'attraction fonctionne. Bien évidemment, il y a de nombreuses explications que l'on peut regrouper dans deux principales écoles de pensées :

- **L'école spirituelle** : Cette école de pensées fonde ses croyances sur le fait que la loi de l'attraction fonctionne parce que nos souhaits s'alignent avec ceux du Divin. Il y a également la conviction que chaque individu est fait d'énergie et que cette énergie fonctionne à différentes fréquences. Par ailleurs, chaque individu est également en mesure de modifier cette fréquence d'énergie en transformant des pensées négatives en pensées positives. La loi de l'attraction va permettre et faciliter l'utilisation de pensées et des sentiments reconnaissants et positifs plutôt que des pensées frustrantes. La loi de l'attraction permet de changer la fréquence de notre énergie et d'apporter des choses positives dans nos vies.

- **L'école scientifique** : Cette école de pensées s'adresse à ceux qui veulent une explication beaucoup plus rationnelle. Il s'agit d'une autre explication du fonctionnement de la loi de l'attraction. Ainsi, selon cette explication scientifique, lorsque nous nous concentrons sur l'atteinte d'une nouvelle réalité et en croyant que c'est possible, nous avons tendance à prendre plus de risques, à remarquer plus d'opportunités et donc à obtenir de nouvelles possibilités. D'un autre côté, lorsque nous croyons que quelque chose est impossible à atteindre, nous avons tendance à laisser passer de nombreuses opportunités. Lorsque nous croyons que nous ne méritons pas d'être heureux ou d'avoir de bonnes choses, nous nous comportons de manière à saborder nous-mêmes nos chances de bonheur. Grâce à la loi de l'attraction, nous pouvons changer notre discours et nos sentiments sur la vie, nous inversons les schémas négatifs de nos vies pour en créer des plus positifs, plus productifs et plus sains. Une bonne chose en entraîne une autre et la direction d'une vie peut passer d'une spirale descendante à ascendante.

▍Comment ?

On pourrait vraiment penser que la loi de l'attraction est un concept simple. Il suffirait de se concentrer sur ce que vous voulez vraiment dans votre vie et cela va se produire. Cela semble facile, non ? Mais vous allez changer d'avis au moment où vous commencerez à appliquer ce précepte et que vous réalisez que l'esprit logique prend rapidement le dessus et ne veut pas se concentrer sur ce que vous voulez. Il veut se concentrer sur l'inquiétude de ce que vous n'avez pas. Il est donc important de réussir à maîtriser cette loi de l'attraction.

Il va sans dire que l'Univers vous connaît mieux que toute autre personne, même vous. Si vous souhaitez agir comme un riche, mais que vous ne croyez pas que cela se produira un jour, il n'y a aucune chance que la loi de l'attraction fonctionne. Le seul moyen de renverser cela, c'est de prendre la décision de changer vos pensées et vos sentiments au sujet de la richesse.

Même la psychologie inversée ne fera pas avancer vos efforts pour maîtriser la loi de l'attraction. Vous devez renforcer votre travail sur vous-même. Plus vous travaillez honnêtement, plus vous brisez les obstacles qui semblent vous empêcher d'obtenir ce que vous désirez. Tromper l'univers ne vous apportera que plus de problèmes.

En creusant au plus profond de vous-même, vous allez pouvoir changer les schémas mentaux répétitifs dont vous n'avez plus besoin. Vous allez également pouvoir créer de nouvelles pensées positives et émotions qui refléteront la vie que vous voulez. Vous n'avez pas besoin d'utiliser la psychologie inversée pour obtenir ce que vous voulez. Travaillez simplement sur quel type de personne vous voulez être et l'Univers fera correspondre votre vibration avec celle de la loi de l'attraction.

▌Principe

La loi de l'attraction se base sur 7 principes :

1. Désir immuable
2. Conceptualisation et imagination
3. Affirmation
4. Concentration soutenue et avec confiance
5. Croyance inébranlable
6. Renaissance
7. Manifestation

Ces 7 principes existent et fonctionnent, mais il est aujourd'hui encore difficile de comprendre pourquoi. On pourrait comparer cela avec la loi de la gravité qui reste encore un mystère pour les scientifiques. On sait que la gravité nous empêche de flotter, mais quand il s'agit d'expliquer le « pourquoi », il n'y a pas de réponse précise. Certes, on comprend que ces lois fonctionnent bien que nous ne réussissions pas à les définir de façon précise.

Par ailleurs, il est toujours possible de comprendre la partie de la loi de l'attraction que nous pouvons utiliser pour changer et améliorer notre existence. Pour cela, il est important de réussir à synchroniser votre perception du monde avec celle de l'univers. En d'autres termes, il faut que vous changiez votre conception de la relation que vous avez avec l'univers et comment celui-ci interagit avec vous, et vice versa.

Donc il faut que vous soyez convaincu que vous pouvez influencer votre environnement pour que les choses que vous voulez et que vous souhaitez vous arrivent réellement. Une thérapie basée sur la loi de l'attraction va permettre de vous convaincre que vos pensées et vos sentiments ont un effet sur les choses qui se passent autour de vous.

CHAPITRE 9

LA COHÉRENCE CARDIAQUE

Un peu d'histoire

Le premier à avoir utilisé la terminologie de cohérence cardiaque est le *Dr David Servan-Schreiber*. En 1990, on lui diagnostique un cancer et son pronostic vital est engagé sur quelques mois. Pourtant, il a résisté à la maladie pendant plus de 20 ans, notamment par l'intégration de pratiques psychocorporelles dans son traitement. C'est également lui qui a modélisé cette notion de cohérence cardiaque.

Pratiquez 3 fois par jour pendant 5 minutes. Avec de l'entraînement, pendant ce rythme respiratoire, visualisez un lieu de ressourcement, un souvenir agréable, respirez la joie, l'amour, la sécurité, la confiance.

Définition

Très proche de ce que propose la méditation, la cohérence cardiaque n'en reste pas moins de mon point de vue une forme de relaxation à part entière. Il s'agit d'une technique apaisante qui apporte de nombreux bienfaits. Elle a été démocratisée et vulgarisée par le *Dr David Servan-Schreiber*. Son principal objectif, c'est de rationaliser le rythme cardiaque en adoptant une respiration spécifique.

En réalité, il s'agit d'une technique de respiration qui consiste à prendre de longues respirations à un rythme très lent à raison de six cycles inspiration-expiration par minute. La cohérence cardiaque, ou respiration profonde, aide à calmer le corps, car elle agit directement sur le système nerveux autonome.

Cette respiration cohérente peut être pratiquée lors d'une séance de yoga ou de méditation. Vous pouvez également l'utiliser de manière autonome comme stratégie de relaxation afin de réduire le stress et l'anxiété.

La respiration est une action inconsciente. On inspire et expire sans trop y penser. Mais le processus de respiration peut être contrôlé consciemment. C'est là qu'intervient la cohérence cardiaque. En prenant le contrôle de notre respiration, nous pouvons agir de manière positive sur notre corps. Ainsi, une respiration cohérente consiste simplement à définir de manière précise la durée que nous passons sur chacune des phases de la respiration (inspiration et expiration).

Principe

Il convient de rappeler que la respiration fait partie du système nerveux autonome ou nerf vague du corps humain qui comprend également la fréquence cardiaque, le système digestif, etc. Ce nerf vague a pour travail de ralentir votre cœur lorsqu'il accélère. La façon la plus simple d'activer votre nerf vague est de ralentir votre respiration.

La recherche sur les effets de la cohérence cardiaque en est encore à ses débuts. Cependant, les premiers résultats sont encourageants. Nous savons d'ores et déjà que cette technique de respiration peut être utile pour traiter l'insomnie, l'anxiété, les symptômes dépressifs, le stress, le trouble de stress post-traumatique et le trouble déficitaire de l'attention. Elle permet également d'améliorer la réponse du système immunitaire, la vigilance, la concentration et la vitalité.

Si vous souhaitez pratiquer la cohérence cardiaque, voici les étapes à suivre :

• Concentrez-vous sur votre respiration naturelle. Comptez la longueur de chaque inspiration et expiration pour obtenir une durée de base.
• Trouvez une position confortable et placez une main sur votre ventre.
• Inspirez pendant quatre secondes puis expirez pendant quatre secondes. Faites cela pendant une minute.
• Répétez l'opération, mais augmentez la durée de vos inspirations et expirations à cinq secondes.
• Répétez à nouveau, mais cette fois-ci, prolongez à six secondes.
• Pendant ce processus, gardez votre main sur votre ventre pour vous assurer que vous respirez profondément à partir de votre diaphragme.
• Si vous sentez que vous pouvez respirer encore plus longtemps, n'hésitez pas à le faire. Certaines personnes peuvent même tenir dix secondes. Il est également normal d'avoir une expiration plus longue que l'inspiration.

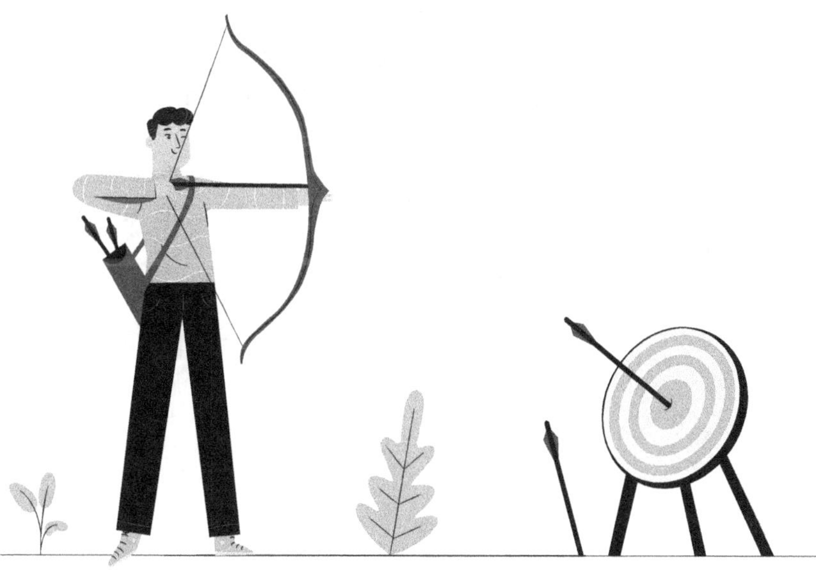

Une fois que vous aurez répété le processus pendant cinq minutes, augmentez progressivement jusqu'à 20 minutes. Vous pouvez pratiquer la cohérence cardiaque n'importe où, que ce soit au lit la nuit ou dans la salle de réception d'un cabinet médical au cabinet du médecin.

L'approche théorique du *Dr David Servan-Schreiber* est finalement assez complexe, mais je vais vous le décrire très simplement. D'après sa théorie, le système nerveux central est piloté par l'encéphale et la moelle épinière. Tandis que le système périphérique est piloté par les nerfs et les ganglions nerveux.

Ce système périphérique se décompose en 2 parties :

• **Le système SYMPATHIQUE**, qui pilote automatiquement tout ce qui nous met dans l'action : le mouvement. Il sécrète entre autres les deux principales hormones du stress : le cortisol et l'adrénaline.

• **Le système PARASYMPATIQUE** qui active la détente, le relâchement, etc. Il secrète les endorphines, la DHEA, l'ocytocine et la mélatonine.

Ce qui est très important à retenir, c'est que l'inspiration stimule le système sympathique et l'expiration le système parasympathique.

Par conséquent, réussir à maîtriser les 2 systèmes, c'est retrouver l'équilibre, faire baisser le niveau de fatigue et activer une meilleure gestion émotionnelle.

CHAPITRE 10

LE YOGA NIDRA

Nous savons aujourd'hui que nos pensées conditionnent nos actions, nos émotions, notre physiologie comme je l'ai suggéré plus haut.

Imaginez un instant le pouvoir que vous avez sur vous en modifiant vos manières de penser les choses ? On pourrait se dire que c'est impossible puisque nos pensées sont presque toutes inconscientes ?

En Inde, on pratique le Yoga Nidra depuis des millénaires, qui est une forme de sommeil éveillé, un état hypnotique en quelque sorte. Pendant la pratique, le sujet répète mentalement un Sankalpa (littéralement pensée de lumière). Le Sankalpa est une pensée positive en relation avec une situation que le sujet souhaite mettre en œuvre. Et la pratique se fait jusqu'à la réalisation de la pensée positive.

Lors de la création de mon premier cabinet en 2014, en pleine reconversion professionnelle, je me souviens avoir pratiqué le Yoga Nidra tous les soirs pendant 45 minutes avec le Sankalpa « mon cabinet est prospère ».

Un peu d'histoire

Le Yoga Nidra puise ses racines dans une philosophie appelée *Sankhya* qui a été écrite pour la première fois vers 700 av. J.-C. La pratique du Yoga Nidra a toujours été une carte expérientielle de l'histoire de la méditation et englobe toutes les philosophies adjacentes.

Le mot sanscrit Yoganidrā est composé de deux mots : « yoga » et « nidrā », signifiant yoga et sommeil. Selon la recherche sur le yoga et le spécialiste du sanscrit Jason Birch, le sens pourrait être interprété de plusieurs manières, y compris « le sommeil qui est le yoga », « le sommeil causé par le yoga » et « le sommeil du yoga ».

Textuellement, le terme apparaît d'abord dans le *Mahābhārata*, et plus tard, dans les *Puranas*. Ces premières références au terme yoganidrā ne représentent pas une technique. Elles décrivaient plutôt le sommeil transcendantal d'un dieu particulier et la manifestation de la déesse comme étant le sommeil.

Plus tard, dans les textes tantriques bouddhistes, le terme sera utilisé dans un contexte de méditation. Dans ces textes, yoganidrā fait référence à un état.

Les textes du hatha yoga médiéval utilisent Yoganidrā comme synonyme de samādhi (un état de méditation profonde), et cette signification du mot a persisté jusqu'au XVIIIe siècle.

Les origines du Yoga Nidra moderne

Swami Satyananda Saraswati, le fondateur de la « *Bihar-School of Yoga* », a créé la technique de relaxation moderne Yoga Nidra au début des années soixante.

Swami Satyananda maîtrisait une grande variété de pratiques anciennes. Il a modifié certaines d'entre elles pour s'adapter à son propre système de yoga. Il affirme que son Yoga Nidra est dérivé de « pratiques importantes, mais peu connues ».

En fait, tout le concept de relaxation est absent dans le yoga prémoderne. C'est un concept né de la psychologie occidentale. Dans ce milieu, diverses techniques de relaxation ont été développées pour favoriser la relaxation à la fin du XIXe et au début du XXe siècle.

█ Définition

Le Yoga Nidra est un état de conscience qui se passe entre le réveil et le sommeil, généralement induit par une méditation guidée.

Il existe des preuves que le Yoga Nidra aide à soulager le stress. Ancienne technique indienne, elle s'est répandue à travers le monde. D'ailleurs, l'armée américaine l'utilise pour aider les soldats à se remettre des troubles de stress post-traumatique.

À bien des égards, le Yoga Nidra est similaire à la méditation. On bénéficie des mêmes avantages et ces deux techniques sont utilisées pour parvenir aux mêmes fins. Mais il existe des différences distinctes :

La méditation :

• Position physique : La méditation est généralement une pratique assise, où votre corps se pose dans des conditions confortables.
• Pendant la méditation, vous placez consciemment votre attention sur un seul point de concentration.
• État de conscience : En méditation, les gens peuvent expérimenter plusieurs états de conscience au cours d'une même séance. Beaucoup restent dans ce que l'on appelle l'état de conscience éveillé, qui est l'état de conscience où la majorité d'entre nous, les humains, passent la plupart de nos heures de veille.

Si vous débutez dans la méditation et que vous vous sentez frustré ou que vous avez de la difficulté à méditer, le Yoga Nidra peut être un bon point de départ.

Le Yoga Nidra :

• Position physique : Le Yoga Nidra est généralement pratiqué en position couchée afin que vous puissiez vous laisser aller complètement. On peut utiliser tout ce qui pourra nous aider à nous offrir du confort.

• Une séance de Yoga Nidra typique est guidée et attire votre attention sur des endroits spécifiques à travers une série d'étapes. À bien des égards, les instructions spécifiques facilitent la relaxation par rapport à la méditation.

• État de conscience : Pendant le Yoga Nidra, vous passez dans un état de sommeil profond conscient. Vous n'êtes plus dans l'état de conscience éveillé. C'est pourquoi il est dit que le Yoga Nidra est réparateur pour le corps. Dans les deux pratiques, l'esprit est conscient.

Principe

Il existe de nombreuses façons d'enseigner et de pratiquer le Yoga Nidra. Mais ces différentes déclinaisons s'accordent sur les étapes à suivre :

- Intention
- Conscience du corps
- Conscience de la respiration
- Conscience émotionnelle
- Visualisation
- « Réveil » ou réintégration

Chaque étape a été conçue pour vous permettre d'accéder à l'état profond de conscience altérée. Donc, vous pouvez utiliser le Yoga Nidra pour vous aider à vous détendre et à lutter contre le stress et l'anxiété, ou si vous voulez parvenir à de véritables changements positifs dans votre vie.

CHAPITRE 11

EMDR

▌ Un peu d'histoire

En 1987, *Francine Shapiro* se promenait dans le parc lorsqu'elle a réalisé que les mouvements oculaires semblaient diminuer l'émotion négative associée à ses propres souvenirs pénibles. Elle a supposé que les mouvements oculaires ont un effet désensibilisant, et lorsqu'elle a expérimenté cela, elle a constaté que d'autres avaient également la même réponse aux mouvements oculaires. Il est toutefois devenu évident que les mouvements oculaires en eux-mêmes n'ont pas créé d'effets thérapeutiques complets et Shapiro a donc ajouté d'autres éléments de traitement, y compris une composante cognitive, et a développé une procédure standard qu'elle a appelée Désensibilisation des mouvements oculaires (DME).

Shapiro a ensuite mené une étude de cas et une étude contrôlée pour tester l'efficacité de la Désensibilisation des mouvements oculaires et a développé cette approche de traitement, en intégrant les commentaires des consultants et d'autres cliniciens qui utilisaient cette méthode.

▌ Définition

L'EMDR ou l'Intégration neuro-émotionnelle par les mouvements oculaires est un traitement psychothérapique conçu à l'origine pour soulager la détresse associée aux souvenirs traumatisants. La thérapie EMDR facilite l'accès et le traitement des souvenirs traumatisants et d'autres expériences de vie défavorables pour les amener à une résolution adaptative. En d'autres termes, la thérapie EMDR facilite l'accès au réseau de mémoire traumatique.

Après un traitement réussi avec la thérapie EMDR, la détresse affective est soulagée, les croyances négatives sont reformulées et l'excitation physiologique est réduite.

La thérapie EMDR utilise un protocole à trois volets :

• les événements passés qui ont jeté les bases du dysfonctionnement sont traités, forgeant de nouveaux liens associatifs avec des informations adaptatives ;

• les circonstances actuelles qui provoquent la détresse sont ciblées et les déclencheurs internes et externes sont désensibilisés ;

• des modèles imaginaires d'événements futurs sont incorporés, pour aider le patient à acquérir les compétences nécessaires au fonctionnement adaptatif.

Plus d'une trentaine d'études sérieuses ont été réalisées sur la thérapie EMDR. Certaines études montrent que 84 % à 90 % des victimes d'un seul traumatisme n'ont plus de trouble de stress post-traumatique après seulement trois séances de 90 minutes. Une autre étude, financée par le *HMO Kaiser Permanente*, a révélé que 100 % des victimes d'un traumatisme unique et 77 % des victimes de traumatismes multiples n'avaient plus reçu de diagnostic de SSPT après seulement six séances de 50 minutes.

▎Principe

Les mouvements oculaires (ou toute autre stimulation bilatérale) sont utilisés pendant une partie de la session. Une fois que le praticien a déterminé la mémoire à cibler en premier, il demande au patient de garder à l'esprit les différents aspects de cet événement ou de cette pensée et d'utiliser ses yeux pour suivre la main du thérapeute lors de ses aller-retour dans le champ de vision du consultant.

Dans une thérapie EMDR réussie, la signification des événements douloureux est transformée au niveau émotionnel. Par exemple, une victime de viol passe de l'horreur et du dégoût de soi à la ferme conviction que « J'ai survécu et je suis forte ». En effet, les informations reçues par les consultants pendant une thérapie EMDR ne résultent pas de l'interprétation du clinicien, mais plutôt de son évolution au niveau intellectuel et émotionnel.

Description du traitement :

La thérapie EMDR implique une attention sur trois périodes : le passé, le présent et le futur. On met souvent l'accent sur les souvenirs du passé ainsi que les événements connexes. Avec la thérapie EMDR, ces éléments sont traités en utilisant une approche de traitement en huit phases.

• Phase 1 : La première phase est une ou plusieurs sessions historiques. Le thérapeute évalue l'état de préparation du consultant et élabore un plan de traitement. Le consultant et le thérapeute identifient des cibles possibles pour le traitement EMDR. Il s'agit notamment de souvenirs pénibles et de situations actuelles qui provoquent une détresse émotionnelle. D'autres cibles peuvent inclure des incidents connexes dans le passé. L'accent est mis sur le développement de compétences et de comportements spécifiques dont le consultant aura besoin dans des situations futures.

• Phase 2 : Au cours de la deuxième phase du traitement, le thérapeute s'assure que le consultant a plusieurs façons de gérer la détresse émotionnelle. Le thérapeute peut enseigner au consultant une variété d'imagerie et de techniques de réduction du stress que le client peut utiliser pendant et entre les séances. Un objectif de la thérapie EMDR est de produire un changement rapide et efficace pendant que le consultant maintient l'équilibre.

• Phases 3-6 : Dans les phases trois à six, une cible est identifiée et traitée à l'aide des procédures de thérapie EMDR. Celles-ci impliquent que le client identifie trois choses :
  • L'image visuelle liée à la mémoire
  • Une croyance négative à propos de soi
  • Les émotions et sensations corporelles associées.

• Phase 7 : Dans la phase sept, le thérapeute demande au consultant de tenir un journal pendant une semaine mentionnant toute manifestation mentale, corporelle ou émotionnelle pouvant survenir après la séance. Il sert à rappeler au consultant les activités d'apaisement qui ont été maîtrisées dans la phase deux.

• Phase 8 : La séance suivante commence par la phase huit. Elle consiste à examiner les progrès réalisés jusqu'à présent. Le traitement EMDR traite tous les événements historiques connexes, les incidents actuels qui provoquent la détresse et les événements futurs qui nécessiteront des réponses différentes.

PARTIE

IV

- Travail d'auto-analyse -

Dans cette partie il vous est proposé un travail personnel, introspectif et d'auto-analyse. Laissez-vous guider dans les chapitres suivants qui vont vous permettre de faire le point sur vous et votre entourage, sur vos croyances limitantes et votre manière de voir les choses, y compris sur le plan émotionnel et d'identifier vos objectifs de changement. Il s'agit là d'une démarche personnelle vers votre bien-être, que vous pouvez aussi mettre en œuvre même si vous êtes déjà accompagné(e) par un professionnel.

Je vous propose une implication personnelle afin d'intégrer et potentialiser votre clarification personnelle, participer à votre changement et en utilisant les bénéfices dans votre quotidien.

Un autre objectif de cette démarche est de vous permettre de PRENDRE DU TEMPS AVEC VOUS-MEME.

Prenez pour cela un temps au calme, de manière à mener au mieux cette démarche d'introspection.

Pour formaliser ces rencontres personnelles, vous pouvez répondre directement aux questions dans les pages qui vont suivre. J'ai laissé les espaces nécessaires pour que vous puissiez le faire. Ce livre deviendra ainsi votre journal de bord personnel. On peut également imaginer un carnet séparé de cet ouvrage, si comme moi vous n'aimez pas écrire sur les livres (mais je me soigne), que vous pouvez créer et compléter de manière créative.

L'objectif de cette réflexion est de vous amener à mettre en lumière des zones qui peuvent être ensuite mises en mouvement, la collaboration de votre conscient et de votre inconscient est un atout majeur si vous clarifiez vos propres objectifs de développement personnel. Il y aura un chapitre dédié à ce travail.

Je vous invite de tout cœur à sortir de votre zone de confort, votre travail n'en sera que plus riche, d'autant que vous savez consciemment ou inconsciemment que vos apprentissages et votre épanouissement passent par cette expérience, même si, ici et là, vous serez au contact avec vos mécanismes de défense, dont vos peurs.

CHAPITRE 1

LES BLESSURES FONDAMENTALES

J'ai entendu parler pour la première fois des blessures lors de ma formation en somatothérapie.

Les blessures fondamentales nous ramènent à des situations vécues, dans notre petite enfance pour la plupart, auxquelles nous avons fait face de notre mieux. Ces situations ont pu laisser des empreintes dans notre manière de vivre en tant qu'adulte.

Cette théorie a vu le jour dans les années 50 à travers *Alexander LOWEN*, disciple de *REICH*. Elle reprend les notions de « réflexe orgastique » et de « cuirasse musculaire ».

En d'autres termes, le corps conserve la trace de toutes les émotions vécues, que l'on peut observer par la « lecture du corps ». Pour se faire, il faut tenir compte de l'allure générale, de l'équilibre, des postures diverses globales.

Une seconde lecture détaillera les différents segments corporels comme : le regard, le port de tête, la tension du cou, le thorax, la respiration, la colonne vertébrale et la position du bassin. Tout cela a permis à *Alexander Lowen* d'établir une typologie caractérielle :

- Caractère schizoïde
- Caractère oral
- Caractère psychopathe
- Caractère masochiste
- Caractère rigide

Favoriser une prise de conscience

L'analyste bioénergéticien attache une grande importance aux expressions corporelles comme la respiration, la posture, le ton de la voix, le rythme des pas qui révèlent la structure du système de défense d'une personne et le type de lutte existentielle qu'elle mène.

Ensuite, à l'aide notamment d'exercices respiratoires, de postures, de mouvements ainsi que des pressions manuelles d'un thérapeute, on favorise la prise de conscience des vieilles tensions musculaires devenues chroniques.

Des exercices parfois vigoureux

L'objectif est d'identifier les défenses construites lors de l'enfance ayant permis de faire face à des situations difficiles, puis de les assouplir et de les réaménager.

En adoptant des positions engendrant de fortes tensions comme être couché sur un gros ballon, poitrine ouverte et dégagée, ou à travers des exercices parfois vigoureux qui peuvent provoquer cris, larmes et colère, nous créons des conditions propices à d'intenses libérations émotionnelles. L'objectif ici est également de récupérer toute l'énergie qui elle, était sujet à contenir toutes les émotions.

Un travail de plusieurs années

Quant à l'aspect verbal de la thérapie, il découle des racines psychanalytiques de l'approche déjà visitées par *Freud*, *Reich* et *Lowen*. Le praticien exerce un travail d'analyse afin d'aider la personne à relier ses mots à ses expressions corporelles et à dévoiler son histoire intime. En d'autres termes, il faut apprendre à vivre avec ses émotions, considérées comme les « mouvements spontanés de l'organisme ».

L'analyse bioénergétique se définit comme une « approche des profondeurs » et ne vise pas simplement à faire disparaître des symptômes, mais à aider réellement une personne à apprivoiser et équilibrer chaque facette de sa personnalité. Ce type d'exercice demande quelques années, et certains praticiens acceptent de travailler sur du court terme en répondant à des problématiques ponctuelles.

Un moyen de libérer ses potentiels

Cette thérapie a originellement été mise au point par des médecins, notamment *Reich*, *Lowen* et *Pierrakos*, afin de soigner des personnes souffrant de névrose comme la dépression et l'anxiété. Cela peut aussi concerner des problèmes d'ordre sexuel ou relationnel.

Puisque tout passe par le corps, cette thérapie serait également appropriée pour le traitement des troubles de la personnalité, comme le narcissisme, et des maladies d'origine psychosomatique. Les personnes en bonne santé peuvent y trouver un moyen de traverser une crise existentielle, d'approfondir leur vie affective et de libérer leur potentiel de joie et de créativité.

Les cinq blessures fondamentales de Lise B.

Lise Bourbeau a contribué à démocratiser toutes les notions vues précédemment, notamment à travers ses recherches sur les travaux du psychiatre américain *John Pierrakos* touchant aux blessures de l'âme. Cependant, le point culminant de cette démocratisation a atteint son apogée à la sortie de son best-seller *Les 5 blessures qui empêchent d'être soi-même* dont je vous recommande vivement la lecture. Par ailleurs, *Lise Bourbeau* est également l'auteur de *Écoute ton corps*.

Afin de mieux comprendre les enjeux d'un tel ouvrage dans la vie de chacun, j'ai pris le temps de passer en revue les différents types de blessures. D'ailleurs, vous constaterez peut-être que *Lise Bourbeau* a établi une description précise afin de les reconnaître rapidement, que cela soit autant dans l'attitude, le comportement ou l'apparence physique. Si les caractéristiques résonnent en vous de façon intense et évidente, cela signifie que la blessure en question vous concerne et peut être importante.

Toutefois, je ne partage pas nécessairement sa vision sur l'apparence physique qui me semble être une observation restrictive et pas toujours évocatrice. Disons que c'est un regard pour étayer l'exploration d'une blessure.

LE REJET

Origines possibles

La blessure du rejet voit le jour dès la conception jusqu'à l'âge d'un an, elle est éveillée par le parent du même sexe que nous. Nous avons le sentiment profond de ne pas être accepté, ni d'être aimé ou voulu.

Mécanisme de défense

Fuyant, tendance à éviter les gens et tout contact direct.

Attitude et comportement

Ce type de blessure nous incite à penser que nous n'avons pas le droit d'exister jusqu'à se questionner sur notre existence, sans considérer notre valeur ainsi que nos qualités.

Avec une telle blessure, nous nous coupons du monde, nous créons notre propre bulle et trouvons également de nombreux moyens de fuite à travers des addictions, des excuses répétées, parfois la spiritualité. D'ailleurs, la spiritualité dans ce cas précis sera une façon de se couper du monde physique est de s'intéresser à tout ce qui est mental et intellectuel.

Enfin, nous aurons tendance à nous isoler, à nous sentir seul même lorsque nous sommes entourés. Ainsi, nous serons totalement invisibles afin de prendre le moins de place possible. D'autre part, le perfectionnisme extrême et obsessionnel peut faire partie des signes d'une blessure liée au rejet.

Apparence physique

Les personnes souffrant de cette blessure ont souvent un corps étroit et mince. Le haut du corps est contracté, replié sur lui-même. Certaines parties du corps sont manquantes ou plus petites comme l'absence de fesses par exemple ou d'autres seront très asymétriques. Le tour des yeux est très cerné ce qui donne l'impression de porter un masque.

L'ABANDON

Origines possibles

Cet éveil a lieu entre la naissance et l'âge de trois ans par le parent du sexe opposé. Cette blessure nous incite à avoir la sensation de ne pas être soutenu, aidé. Cette blessure est donc vécue dans la vie avec les personnes du sexe opposé

Mécanisme de défense

Dépendant, on retrouve aussi la dépendance affective, le besoin d'être entouré.

Attitude et comportement

Dans le cas présent, nous recherchons l'attention, le support et surtout le soutien de son entourage à tout prix, un manque de soutien peut devenir maladif et nous pouvons en souffrir cruellement.

Souffrir de l'abandon nous engage à ne jamais travailler ou fonctionner seul. Il est impossible de réaliser des activités individuelles et notre propre compagnie est difficile à supporter. D'autre part, une fois debout, nous nous appuyons sur les autres personnes ou sur quelque chose, nous ne pouvons-nous tenir droit.

Enfin, nous devenons des acteurs hors-pair, à vouloir être le centre de l'attention et régulièrement dans la demande, non par besoin, mais surtout pour avoir de l'attention.

Aussi, l'idée de vieillir seul peut s'avérer être une véritable angoisse.

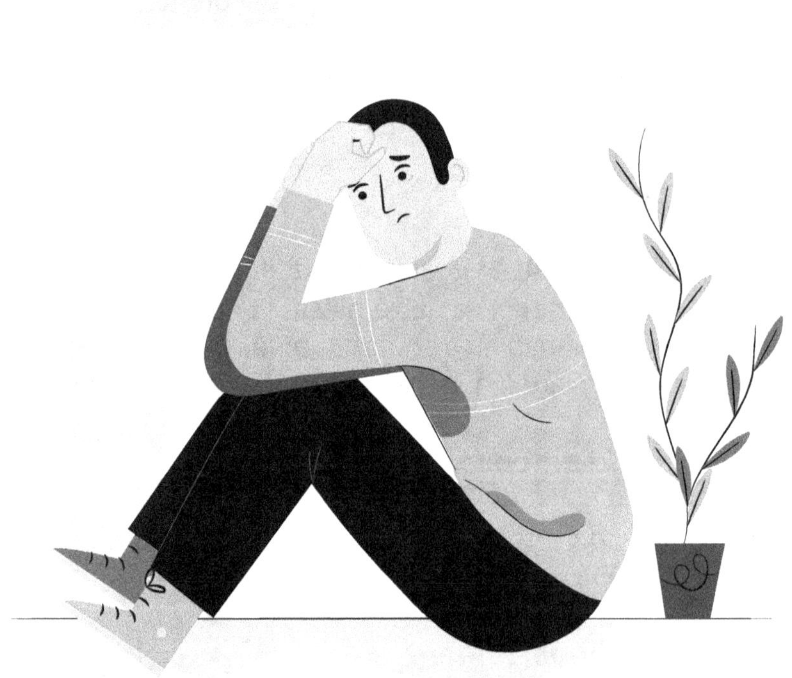

Apparence physique

Le corps d'un dépendant est long et mince, sans tonus. Le système musculaire est sous-développé avec des épaules tombantes et un dos courbé. Certaines parties du corps sont tombantes ou flasques, situées plus basses que la norme comme des fesses basses par exemple. Le regard démontre beaucoup de tristesse, avec des yeux tombant ainsi qu'une voix d'enfant ou une voix plaintive.

L'HUMILIATION

Origines possibles

Cette blessure est éveillée entre l'âge de un et trois ans par un parent réprimant toutes formes de plaisirs physiques, cela peut concerner les deux parents. Il existe ici une sensation d'être brimé, confiné et à l'étroit.

Mécanisme de défense

Masochiste (rejet de la faute sur les autres)

Attitude et comportement

En portant un tel masque, nous aimons les plaisirs associés aux sens, mais nous les refoulons par peur de déborder, de perdre le contrôle et d'avoir honte.

Nous évitons notre propre liberté, voire notre libre-arbitre en étant très serviable et en nous occupant des besoins de nos proches avant les nôtres. Notre propre estime est exprimée à travers le dégoût, nous apparentons notre cœur à une pierre et nous nous sentons indignes.

De cette façon, nous jetons notre dévolu dans la nourriture, ainsi persuadé d'approuver le dégoût de nous-même.

Apparence physique

Le masochiste aborde un corps tout en rondeurs : un visage rond, des bras ronds, un corps rond, etc. Il rencontre généralement des problèmes de surpoids et n'est pas très grand, et porte des vêtements serrés. Ses yeux sont ronds, ouverts, avec regard naïf et enfantin. Enfin, sa voix est douce et mielleuse.

LA TRAHISON

Origines possibles

Cette blessure est éveillée entre l'âge de deux et quatre ans par le parent du sexe opposé, avec l'impression d'être manipulé, trahi ou victime de mensonges. Nous sommes en insécurité.

Mécanisme de défense

Contrôle

Attitude et comportement

Nous possédons une forte personnalité et aimons contrôler les autres pour qu'ils répondent à nos attentes. Nous avons tendance à prendre beaucoup de place dans un groupe par la nécessité d'être une personne spéciale et importante aux yeux des autres.

Cependant, en souffrant d'une telle blessure, nous laissons place à l'intolérance et l'impatience avec les gens lents et nous imposons notre point de vue à tout prix. D'autre part, la blessure liée à la trahison fait de nous un personnage séducteur et manipulateur mais sceptique envers les autres par peur de se faire séduire. De plus, la difficulté à s'engager avec des personnes du sexe opposé freine notre stabilité amoureuse et sentimentale.

Enfin, il est impossible d'accorder notre confiance, nous n'aimons pas le mensonge mais nous mentons souvent. Nous devenons aussi maîtres spécialistes dans le blâme d'autrui, nous ne prenons pas nos responsabilités tout en souhaitant avoir l'air responsable.

Apparence physique

Chez l'homme, ses épaules sont plus larges que les hanches et il exhibe sa force et son pouvoir dans le haut du corps. Chez la femme, la force est plus dans le bassin et les hanches car plus larges et fortes que les épaules. Cette force est aussi retrouvée dans les fesses, les cuisses et les jambes. Enfin, le regard d'un contrôlant est intense et séducteur accompagné d'une voix puissante et forte.

L'INJUSTICE

Origines possibles

La blessure est éveillée entre l'âge de quatre et six ans par le parent du même sexe. Nous nous sentons bloqués dans le développement de notre individualité et ne parvenons pas à passer certaines barrières nous permettant d'évoluer. Nous souffrons de l'insensibilité de notre parent, avec beaucoup d'interdits. Cette blessure est donc vécue dans la vie avec les personnes du même sexe.

Mécanisme de défense

La rigidité

Attitude et comportement

En souffrant de cette blessure, nous apparaissons comme très perfectionnistes, et aspirons à vivre dans un monde parfait. Pour se faire, nous coupons toutes formes de sensibilité pour ne pas sentir les imperfections. À première vue, nous sommes dans un éternel optimisme, même si rien ne va et admettons rarement les problèmes que nous vivons, notre fatigue ou même les malaises physiques.

D'autre part, nous ne respectons pas nos limites, car nous ne les sentons pas. Cependant, nous contrôlons facilement notre poids, la nourriture et des émotions comme la colère.

Enfin, nous avons tendance à paraître froids et insensibles, et avons l'intime conviction d'être appréciés pour ce que nous faisons, et non pour ce que nous sommes, créant ainsi une exigence intense envers nous-même.

Apparence physique

Le corps est bien proportionné, il est droit et rigide avec des parties du corps très raides.

Le cou est raide avec des nerfs ayant tendance à ressortir ainsi qu'une mâchoire serrée, ses mouvements sont rigides et saccadés. D'autre part, le rigide porte des vêtements près du corps pour dévoiler sa taille et porte souvent du noir pour se couper de son senti.

Enfin, le rigide exhibe une apparence très soignée, semble sexy mais n'adopte pas d'attitude sensuelle. Son ventre est plat car il s'efforce de le rentrer et ses fesses sont rondes et bombées. Aussi, il dévoile des yeux perçants au regard direct, vivant et brillant, le tout posé sur un teint clair.

Comment guérir ces blessures de l'âme ?

La première étape consiste à vous accepter, à vous observer lorsque vous vous sentez blessé. Vous avez tout à fait le droit de vous sentir rejeté ou abandonné, sans pour autant porter de masque. Dans cet instant précis, il suffit d'exprimer et admettre que vous vous sentez rejeté.

Prenez le temps de vérifier tout ce que cela implique dans votre esprit, dans vos sentiments ainsi que les parties de votre corps affectées. Ainsi, vous développerez une capacité d'observation efficace. D'ailleurs, cela ne signifie pas que vous n'avez pas à être d'accord avec ce que vous vivez pour parvenir à vous observer ainsi. Le fait de vous observer atténuera la douleur et vous réaliserez qu'avec le contrôle vous n'aurez plus mal. De plus, l'observation permettra le contrôle de votre respiration, cette technique d'observation est aussi appelée : l'acceptation.

Une autre étape est celle d'accepter que tous les humains, sans exception, naissent avec des blessures, vous n'êtes pas seul dans cette situation. Plus vous vous donnerez le droit de vivre ces blessures, et plus vous éprouverez de la compassion et de la tolérance envers les autres lorsque vous les verrez porter leurs masques et réagir émotionnellement. De cette façon, nous revenons à l'art de l'observation : en apprenant à vous observer, vous serez en mesure d'observer et comprendre les autres.

Un autre moyen très efficace est celui d'être très attentif à votre comportement avec les autres. Lorsque vous êtes sur le point de réagir à une émotion liée à votre blessure, prenez le temps d'inspirer et demandez-vous ce que vous feriez si vous deviez répondre à vos émotions.

Analysons ensemble un exemple afin d'illustrer cet exercice :

Une femme se sent épuisée et fatiguée après une longue journée de travail et constate que son fils ou son mari demande de l'attention. Cette dernière préfèrerait s'isoler et se reposer après une journée bien chargée.

Cependant, elle souffre d'une blessure liée à l'abandon, elle craint ainsi que son mari ou son fils se sente abandonné si elle venait à prendre une décision pour elle-même. De plus, il y a de fortes chances qu'elle n'exprime pas son besoin personnel, elle se forcera donc à réaliser une action n'étant pas en accord avec son état d'esprit. De ce fait, sa blessure remporte la partie, et elle portera son masque.

Afin de guérir cette blessure, elle peut reconnaître sa peur d'abandonner ceux qu'elle aime en exprimant le besoin d'être seule pour se reposer. Elle ose ainsi affronter sa peur tout en ayant conscience que sa blessure provoque une angoisse très souvent infondée.

D'autre part, il existe aussi un risque, celui de gérer la situation en cédant à ses émotions, parfois agressives et directes comme : « *Veux-tu bien me ficher la paix, ce soir, j'ai besoin d'être tranquille. Arrange-toi tout seul.* »

Dans cette éventualité, la meilleure décision de cette femme sera de prendre le temps de se recentrer, calmer ses émotions et prendre conscience que sa peur d'abandonner était si forte qu'elle n'écoutait pas son besoin personnel. Ainsi, elle réalisera qu'elle doit apprendre à écouter son besoin sans se laisser emporter par une vague d'émotions, surtout lorsqu'elles sont négatives, ce qui est souvent le cas. Elle doit surtout se donner le droit de passer par ces étapes nécessaires, ce qui est applicable à toutes les blessures de l'âme.

Au fur et à mesure que vos blessures cicatriseront, vous accèderez à la meilleure version de vous-même :

Le fuyant osera s'affirmer, il appréciera la présence des autres et aimera l'idée d'appartenir à un groupe.

Le dépendant sera capable d'être seul, de solliciter de l'aide en cas de besoin réel et non dans le but d'obtenir de l'attention.

Le masochiste vivra sa sensualité sans culpabilité, ni honte, et écoutera ses besoins avant ceux des autres.

Le contrôlant assumera sa forte personnalité et le fait d'être directif sans vouloir contrôler les autres. Cela révèlera aussi une attitude bienveillante.

Le rigide retrouvera sa sensibilité naturelle et se donnera le droit d'accepter ses imperfections.

Ainsi, je vous ai énuméré une infime partie de tous les changements merveilleux qui apparaîtront dans votre vie au fur et à mesure que vos blessures diminueront. D'ailleurs, votre entourage sera en mesure de remarquer cette belle transformation. Il ne vous reste qu'une étape à réaliser : celle de traiter votre blessure et entamer une guérison dès maintenant sans attendre que le changement vienne des autres.

Cela peut seulement se faire en vous acceptant !

Au regard de la description des cinq blessures, quelle est votre blessure fondamentale ? Quels sont les éléments qui vous permettent de le déterminer ?

Il est possibile ensuite que vous en identifiez d'autres. Si oui, quelles sont-elles ?

Parvenez-vous à identifier les blessures de votre entourage ? Vous pouvez aussi les noter ici.

|

CHAPITRE 2

LES PRESSIONS EXISTENTIELLES

Cette notion de pressions (ou contraintes) existentielles est issue de la *gestalt*-thérapie dont le terme allemand « *Gestalt* » signifie « *mettre en forme, donner une forme* ».

La *gestalt* thérapie est issue d'une collaboration entre *Fritz Perls*, *Laura Perls* et *Paul Goodman*, dans les années 1940. Ces personnes ont été influencées par les travaux de *Wilhelm Reich* que j'ai déjà évoqué dans ce livre et aussi *Otto Rank* et *Sandor Ferenczi*.

Elle se définit comme une approche résolument Humaniste et Holistique, intégrant la dimension corps-esprit au sein d'une séance. Le *Gestaltiste* favorise l'émergence d'un champ de « *l'ici et maintenant* » dans lequel tout ce qui se présente peut avoir du sens comme l'environnement, les émotions, les perceptions corporelles, les pensées, c'est-à-dire tout ce qui nous entoure.

Dans cette approche, on s'intéresse à ce qui permet de vivre dans une « *frontière-contact* », un espace qui apporte la conscience d'une liberté ainsi qu'un enrichissement personnel et créatif. La « *frontière-contact* » est un point de rencontre entre soi-même, l'autre et l'environnement avec pour objectif de créer une harmonie.

Ce schéma est révélateur du travail personnel à accomplir pour :

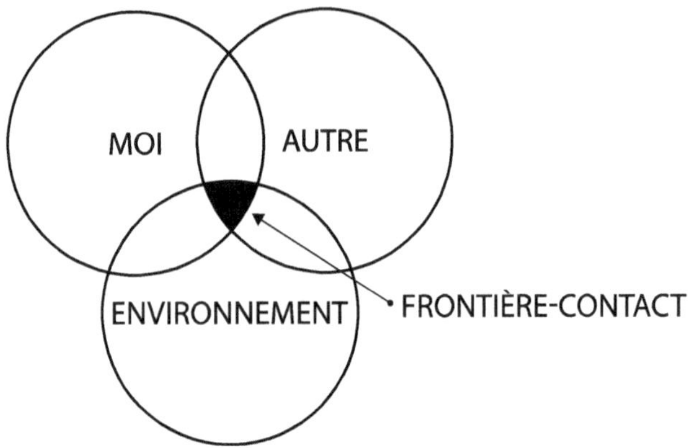

• Jouir de la liberté d'être soi-même, affranchi des croyances limitantes (que nous verrons ensemble un peu plus tard), de ses conditionnements, de tous ses mécanismes de protection.

• Cesser de répondre aux besoins de l'autre en oubliant de répondre à ses propres besoins, de projeter sur l'autre des idéaux ou au contraire de rabaisser l'autre.

• Cohabiter avec les pressions de son environnement, qu'elles soient familiales, sociales, ou religieuses par exemple.

Ainsi, la *frontière-contact* est donc cette rencontre de liberté avec tous ces espaces.

Mais comment l'atteindre ?

Cela représente tout l'enjeu de la *Gestalt* et d'autres approches psychocorporelles : il s'agit de favoriser un espace où le sujet va pouvoir se relier à son désir d'évolution et de changement. Mais également au besoin éprouvé sur le moment présent, et cela nécessite cinq étapes :

Le pré-contact

Cette étape représente la première rencontre avec un besoin dominant, et celui-ci tend à révéler des sensations sous-jacentes, légères mais perceptibles. Nous pouvons aussi parler d'émergence d'un nouveau besoin, d'une nouvelle nécessité en lien avec notre expérience personnelle.

Par exemple, en lisant cet ouvrage vous ressentez sans doute une envie de bouger et de vous détendre à la vue des toutes ses connaissances nouvelles sur le rapport que vous entretenez avec vous-même.

Vous avez peut-être laissé ce livre de côté durant quelques temps, mais l'envie d'en apprendre plus sur cette fameuse « *pulsion de vie* » se placera avec douceur au premier plan.

Prise de contact

À ce moment précis, le besoin s'impose et vous y répondez en posant ce livre quelques instants, conscient que votre attention ne se concentre plus sur l'expérience précédente.

De cette façon, votre besoin de bouger devient la figure dominante et votre énergie est dirigée vers la satisfaction de ce besoin. *Serge Ginger* a donné un nom à cette phase : « *l'engagement* ».

Votre choix pourrait très bien mener à un « *non-engagement* », et sur l'émergence d'une autre figure. Aussi, vous pourriez décider de poursuivre votre lecture ou de poser votre livre afin de laisser votre esprit vacant et pleinement disponible. En agissant ainsi, vous serez en mesure de répondre à une autre manifestation interne ou à une sollicitation externe.

Plein contact

Disons que cela représente la rencontre officielle avec l'expérience choisie !

Vous bougez, éprouvez le plaisir de vous dégourdir les jambes et ouvrez la fenêtre afin d'éveiller tous vos sens. En phase avec votre besoin, vous disposez de l'énergie nécessaire pour mettre en place des actions visant à répondre à ce dernier.

Précisons que le plein contact n'implique pas nécessairement un vécu positif. Par exemple, rencontrer une méduse alors que vous nagez, vous incite instantanément à passer à la phase suivante, c'est-à-dire au retrait immédiat.

Retrait, post-contact

Chaque besoin satisfait demande une phase de retrait, de digestion et de latence. Après avoir bougé selon votre envie, vous êtes désormais comblé et disponible pour l'émergence d'un nouveau processus. C'est la phase de « *désengagement* ».

Chez une personne qui fonctionne de manière fluide, ce cycle du contact se déroule sans écueil ni travers. Grâce à cette faculté d'adaptation, une personne est en mesure de répondre à ses besoins et à son environnement. De ce fait, elle parvient à maintenir un juste équilibre, une homéostasie (stabilisation de l'organisme) simple et régulière.

Lorsque le besoin émerge, nous en prenons conscience et avons le choix entre : décider d'y répondre ou laisser ce besoin disparaître. Ce dernier a créé une excitation, une stimulation, une tension, qui pourront trouver satisfaction dans une réponse appropriée, voici un exemple :

« *Je commence à avoir froid, j'attends un peu, puis j'ai réellement la chair de poule qui s'installe. Je me lève pour prendre un pull et je retrouve enfin un peu de chaleur. Mon besoin est satisfait. La tension est relâchée.* »

De cette manière, en comblant un besoin, un nouveau peut prendre place ; mais cette expérience n'est pas toujours vécue avec autant de simplicité et fluidité.

Mais cela serait beaucoup trop simple si, en plus de tout ce que les besoins de l'Etre vont laisser émerger comme transformations nous n'étions pas, en plus, contraints par **cinq pressions existentielles** qui sont les suivantes :

- La finitude (deuils, séparations, ruptures)
- La responsabilité
- L'imperfection (être imparfait peut générer de l'angoisse)
- La solitude
- La quête de sens (sens de sa vie, de la vie)

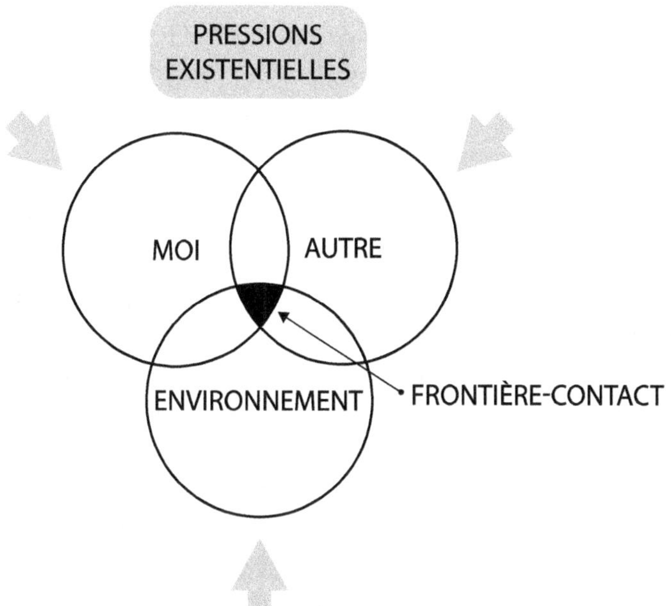

• **La finitude** représente l'angoisse face à ce qui prend fin comme une relation, une vie, une situation ou encore un travail, et tout cela de manière irrémédiable. C'est la peur de l'arrêt, et surtout la peur de *l'après*.

• **La responsabilité** est le corollaire de la liberté : « *Je suis responsable de ce que je crée, j'ai toujours le choix, je suis libre de faire ou de ne pas faire, je ne suis pas obligé d'obéir, même si je sais que je prends des risques, je suis prêt à en assumer les conséquences.* »

Nous ne sommes pas déterminés par le milieu dans lequel nous évoluons, d'ailleurs cela fait aussi référence au pouvoir de l'intention que nous aborderons plus tard. *Sartre* souligne cette idée de façon éloquente : « *L'homme n'est pas responsable de ce qu'on a fait de lui. Il est responsable de ce qu'il fait de lui.* ».

Ainsi, votre thérapeute œuvre avec vous afin de vous accompagner dans le développement de votre capacité de choix, à exercer votre libre arbitre.

La liberté découle de la responsabilité. C'est parce que « *Je me sens responsable des actes que je pose, que je suis prêt à en assumer les conséquences que je peux me sentir libre.* ».

• Dans la notion d'**imperfection**, il est important de comprendre que la perfection inciterait à un état d'immobilité totale : « *Si je suis parfait, alors je ne bouge plus, je suis comme mort.* » Or, dans la vie, tout est une question de mouvement, rien n'est immuable. Cela fait aussi référence au *principe de l'impermanence*, un enseignement bouddhiste à travers lequel chaque chose est vouée à changer ou disparaître. Nous sommes perpétuellement confrontés à nos limitations, elles font partie de la réalité : un principe de vie qui nous tend à l'accepter pour une vie heureuse.

• En ce qui concerne la **solitude** il existe, selon *Noël Salathé*, trois types de solitude :

> • La solitude existentielle : « *Je suis seul et je ne peux rien faire contre ça. Parmi les stratégies que je peux mettre en place pour me protéger de l'angoisse de solitude, je peux tenter de fusionner avec l'autre.* »

Ici, le but est de trouver des similitudes avec l'autre, « *Je suis comme toi, je ressens cela chez toi* » pour ne plus se sentir seul. Dans la réalité, « *je ne peux pas souffrir à la place de l'autre, je ne peux pas débarrasser l'autre de son malaise existentiel. Je peux juste l'accueillir. »*

- La solitude interpersonnelle : « *Lorsque je suis au milieu de personnes et que je me coupe de mes émotions et sensations.* » C'est une manière de rompre avec le non-moi (l'autre) en se coupant de l'environnement, cela permet d'amoindrir la sensation de honte par exemple ou de vaincre sa timidité.

- La solitude intra-personnelle : c'est la capacité à se couper de soi-même, dans des termes plus familiers je dirais « *Je suis à côté de mes pompes ! Je n'arrive plus à avoir accès à mon environnement, ni à mes sensations et émotions. Pour être en contact avec mon environnement, j'ai besoin de développer la conscience de mon véritable Moi.* »

Ici, il faut accepter l'absence d'émotions, du moins, accepter de ne ressentir aucune émotion liée à l'influence de son environnement.

• **La quête de sens** définit le fait que certaines facettes de la vie peuvent être dénuées de sens, jusqu'à considérer cela comme absurde. Ainsi, nous recherchons un sens précis de la vie, mais en réalité, il n'y a pas de sens prédéterminé, nous avons la responsabilité de donner du sens à notre existence.

Quelle(s) pression(s) identifiez-vous vous concernant et qui, si elles étaient résolues, vous permettraient de vous approcher de la « frontière-contact » :
- Par rapport à vous ?
- Par rapport aux autres ?
- Par rapport à votre environnement ?

VOUS ET VOTRE ENTOURAGE

Nous poursuivons le travail d'auto-analyse par une série de questions vous permettant de réunir les éléments de votre histoire, sur ce que vous en savez ou non et de poser ensuite un regard sur votre manière d'Etre au monde

Les premières questions vont passer en revue votre entourage ainsi que votre environnement. Toutes les questions qui suivront ne concerneront que vous, vous à travers différentes situations, afin d'apprendre à vous analyser, à percevoir vos émotions et à les exprimer.

Si certaines questions vous bloquent, prenez votre temps et passez à la suivante, ce n'est pas grave. Souvent, elles sont révélatrices d'un blocage ou d'une difficulté à exprimer ce que l'on ressent. Ou encore, ces mêmes questions sauront mettre le doigt sur un point qui n'a jamais été traité au cours de votre vie.

Démarrons avec quelques questions simples pour poser votre identité.

Nom :
Nom de jeune fille :
Prénoms :
Date de naissance :
Ville de naissance :

Les questions qui suivent sont d'ordre plus intime, il peut que ces dernières soient délicates, mais prenez votre temps, rien ne presse.

• *Avez-vous une appartenance ethnique, des origines ?*

• *Quelle est votre appartenance ethnique (caucasienne, africaine, asiatique...) ?*

• *De quel parent provient cet héritage ?*

• *Si oui, comment vous sentez-vous vis-à-vis de cette appartenance ?*

• *Si vous ne connaissez pas vos origines : Avez-vous déjà ressenti le besoin d'en savoir plus sur votre appartenance ethnique ? Si oui, pourquoi ?*

Note : certaines personnes se questionnent ou ne connaissent pas leurs origines, cela peut créer une frustration, comme un sentiment de vide.

Avec les questions suivantes, nous allons commencer par le commencement : votre naissance. Encore une fois, si vous bloquez sur une question spécifique, passez à la suivante, vous y reviendrez plus tard.

• *Avez-vous été un enfant désiré, attendu ou plutôt un enfant « surprise » ?*

• *Savez-vous dans quelles conditions vous êtes venu au monde ? (à terme, prématuré, par voie basse, césarienne, forceps, ventouse, ...)*

• *Y-a-t-il eu des problématiques particulières au moment de votre naissance ?*

- *Qui était présent au moment de votre naissance ?*

- *Avez-vous des souvenirs de vos premiers mois après votre naissance ?*

Les questions suivantes vous concernent si vous avez des frères et sœurs :

- *Quels sont leurs prénoms et dates de naissance ?*

- *Quel est le caractère dominant de chacun de vos frères ou sœurs ?*

- *Quel type de relation entretenez-vous avec vos frères et sœurs ?*

- *Est-ce également le cas avec vos parents ?*

Si vous êtes enfant unique :

- *Auriez-vous aimé avoir des frères et sœurs ?*

- *Si oui, avez-vous déjà exprimé cette demande auprès de vos parents ?*

- *Selon votre réponse, comment vivez-vous cela ?*

- *Si non, pourquoi ?*

Si vous vivez, ou avez vécu dans une famille recomposée :

- *Comment avez-vous vécu cela ?*

- *Entretenez-vous de bonnes relations avec vos demi-frères et demi-sœurs ?*

- *Si oui, qu'appréciez-vous dans ces relations ?*

- *Si non, que n'appréciez-vous pas dans ces relations ?*

Désormais, parlons un peu de vos parents :

- *Vos parents sont-ils en vie ? Ensemble ? Divorcés ou séparés ?*

- *Connaissez-vous vos parents ? (Ou l'un d'eux)*

- *Comment vivez-vous cela le cas échéant ?*

- *S'ils sont décédés (ou l'un d'entre eux), où en êtes-vous dans votre deuil ?*

- *Vos parents ont-ils ou avaient-ils des convictions religieuses ? Si oui, lesquelles ?*

- *Ressentiez-vous une appartenance à ces ou cette religion ?*

- *Si vous avez grandi au sein de deux religions, comment vivez-vous cela ?*

- • *Est-ce que vos parents sont, étaient tolérants vis-à-vis d'autres religions ?*

- • *Quel impact cela a sur vous aujourd'hui ?*

CHAPITRE 4

LES PROBLÉMATIQUES D'AUJOURD'HUI

Bien que nos vies soient rythmées par de belles expériences, nous pouvons également rencontrer certaines problématiques. Ces dernières sont en partie solutionnées à travers des actions bien définies, et parfois à l'aide d'une tierce personne.

Cependant, nous transportons également des bagages invisibles, ayant une influence sur notre existence mais que nous ne soupçonnons pas. Certaines problématiques continuent d'exister tout en restant invisibles. Cela se traduit par un mal-être, une sensation de tristesse, de nostalgie inexplicable ou tout autre sentiment.

Cet ouvrage a également pour objectif de vous aider à identifier les problématiques présentes dans votre vie, à travers diverses questions vous concernant. Bien que cet exercice puisse être difficile sur certains aspects, il reste néanmoins nécessaire. Prenez votre temps, et si vous bloquez sur une question, passez à la suivante.

Entrons dans le détail dans ces difficultés en vous identifiant sur les plans suivants :
- *Personnel :*
- *Professionnel :*
- *Affectif :*
- *Physiques/santé :*
- *Spirituel :*

Si vous souhaitez retrouver un état de paix intérieure, il est important de passer en revue vos problématiques. Votre esprit est comme une archive dans laquelle sont stockés tous vos souvenirs en continu, et souvent certains blocages demeurent encore au fond de vous.

Pour ce faire, il vous faudra rendre visite à ces souvenirs, afin de récolter tous les éléments importants et nécessaires à la résolution de vos problématiques. Dans un premier temps, je vous invite à classer par ordre d'importance les problématiques identifiées, autrement dit, celles qui ont une importance plus conséquente dans votre vie.

Vis-à-vis de chaque problématique évoquée, tentez d'identifier la date ou la période à laquelle cette dernière est survenue pour la première fois.

Prenez soin également de rassembler les détails liés à votre environnement, le contexte, et déterminez-le ou les éléments déclencheurs.

Ensuite, concentrez-vous sur votre corps, avez-vous ressenti quelque chose ? Si oui, prenez soin d'indiquer la ou les zones concernées sur la figure ci-dessous en utilisant une couleur qui représentera la douleur ressentie ou le blocage exprimé.

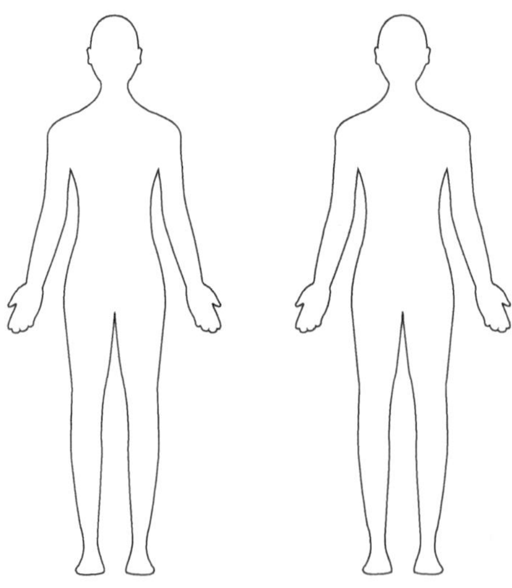

Désormais, à quel(s) type(s) de trouble(s) avez-vous fait face au cours de votre vie ?

Parvenez-vous à identifier la date exacte ou une période ?

▌La Procédure de Paix Personnelle

Notre vie est bercée par des torrents d'expériences diverses, qu'elles soient positives ou négatives elles participent à l'évolution de notre identité. Cependant, notre état émotionnel est majoritairement influencé par des événements négatifs dont le processus de guérison n'est pas terminé voire non entamé.

Par ailleurs, je suis certain qu'à travers ces quelques lignes, quelques souvenirs ont pu émerger, vous ressentez probablement une forme de douleur ou mal intense et dérangeant, je vous invite à poursuivre la lecture de ce chapitre.

La Procédure de Paix Personnelle que je vais appeler « PPP », vous permettra de rencontrer la racine de vos problématiques, de les identifier, de les analyser et de briser la barrière qui vous sépare de votre paix intérieure. C'est un exercice intense, qui demande également beaucoup de courage puisque vous vous plongerez au cœur de souvenirs que vous préféreriez oublier à jamais.

Lorsque vous faites face à une problématique de la vie quotidienne, vous mettez quelques actions en place vous permettant de résoudre cette dernière et passer à autre chose. Dans le cas présent, votre attache est émotionnelle, momentanée, et n'aura pas de réelles conséquences sur votre avenir. Au contraire, lorsqu'il s'agit d'événements lointains et douloureux qui se heurtent à votre âme, cela change votre perception de la vie, vos relations sociales et amoureuses, ainsi que le domaine professionnel.

Les blessures émotionnelles marquées par des événements négatifs prennent une place confortable dans les archives de notre mémoire. Elles restent endormies et se manifestent que très rarement, du moins si elles ne sont pas provoquées. En d'autres termes, vous pouvez faire émerger ces blessures en ravivant un souvenir, ce qui réveillera automatiquement les émotions en lien avec lui. Cependant, cela devient d'autant plus problématique lorsque ce processus est réalisé de façon inconsciente, nous mettant dans un état d'incompréhension et de perdition intense. Puisque les douleurs émotionnelles sont liées à des circonstances spécifiques, il est possible de renouveler cette expérience même si elle est positive et bienveillante.

Par exemple, si votre vie sentimentale a été suivie d'épisodes difficiles après que votre partenaire vous ai dit « Je t'aime », il est possible qu'une personne déclarant ses sentiments envers vous puisse réveiller un traumatisme passé. De cette façon, vous agirez non pas en vous ancrant dans le moment présent, mais en suivant l'empreinte douloureuse que votre expérience précédente aura laissée en vous.

L'exemple que je viens de vous présenter reste une situation possible parmi tant d'autres, cela peut concerner des domaines de vie divers et variés, avec un schéma qui lui ne change pas. De cette façon, je pense que vous l'avez compris, la PPP vous permettra de rendre visite à des souvenirs passés, douloureux et de les analyser. D'ailleurs, une expression dit que connaître son ennemi est la meilleure stratégie, ainsi vous apprendrez à connaître ce qui vous tourmente afin de trouver une solution.

Il existe un large spectre de maux et douleurs émotionnelles que vous pouvez traiter, et, grâce au protocole PPP, vous serez en mesure d'accorder du temps à chaque évènement ou épisode de votre vie passée.

À titre de base, vous pouvez démarrer cela en listant tous les troubles qui animent votre quotidien, ainsi que tous les sentiments présents au fond de vous : insomnie, manque de confiance en soi, peur de l'abandon, de l'anxiété, des crises d'angoisse, votre incapacité à donner de l'amour, ou encore l'image que vous avez de vous-même.

Bien-entendu, ceci est une liste non-exhaustive, il existe beaucoup d'autres troubles inconfortables auxquels vous pourriez faire face. Cependant, en reconnaissant et en listant ces difficultés et déséquilibres, vous franchissez une première étape : La prise de conscience. D'autre part, vous constaterez également des changements physiques, nos maux émotionnels peuvent être responsables, de façon totale ou partielle, des troubles et douleurs physiques. L'esprit et le corps fonctionnent en parfaite harmonie, même dans les situations les plus difficiles, il est de ce fait important d'assainir ce lien.

Grâce à l'exercice qui va suivre, vous répondrez à un panel de questions ciblées et précises. Ce protocole est très simple et ne nécessite aucune connaissance ou expertise dans la psychologie, la thérapie ou la spiritualité. Il s'agit d'une rencontre entre vous et vous-même, il est toutefois possible d'être accompagné par un professionnel afin de traverser cette expérience sereinement. Enfin, profitez de cet exercice en vue de retrouver une paix intérieure et libérer votre mental de toutes emprises toxiques et nocives. Bien au-delà de votre paix intérieure, vous serez en mesure de mettre en place des actions ou des projets de vie souvent retardés par un mal-être intérieur.

Troubles psychiques :
Troubles respiratoires :
Troubles cardio-vasculaires :
Troubles digestifs :
Troubles gynécologiques :
Troubles dermatologiques :
Troubles ostéoarticulaires :
Troubles visuels :
Troubles auditifs :
Autres symptômes :

La sexualité

Bien que cela soit un aspect de votre intimité, les réponses que vous apporterez vous permettront d'explorer une partie de votre vie importante. La sexualité joue un rôle clé puisqu'elle peut être également l'épicentre de certains blocages. Encore une fois, prenez le temps de répondre aux questions, et si certaines vous bloquent, passez à la suivante.

Chaque question pourra susciter une réaction physique, n'oubliez pas d'ajouter cela aux schémas en utilisant une couleur spécifique.

La puberté

- À quel âge votre puberté a-t-elle démarré ?

- Quels changements physiques avez-vous pu observer ?

- Quels changements psychiques avez-vous pu observer ?

- Étiez-vous préparé(e) à ces changements ?

  Si oui, de quelle façon ?
  Si non, pour quelles raisons ?

- Aviez-vous des croyances concernant la puberté/sexualité ?

  Si oui, lesquelles ?
  Si oui, pour quelles raisons ?

- Avez-vous eu votre premier rapport sexuel ?

  Si oui, à quel âge ?
  Si non, pour quelles raisons ?

- Comment avez-vous vécu votre premier rapport sexuel ?

  Ou, comment vivez-vous l'idée de ne pas avoir encore réalisé votre première fois ?

- Comment considérez-vous la sexualité ?

Selon vous, est-ce quelque chose d'important ?
Si oui, pour quelles raisons ?
Si non, pour quelles raisons ?

<u>Votre orientation sexuelle</u>

Avez-vous connaissance de votre orientation sexuelle ?

Si vous êtes hétérosexuel(le)

- Avez-vous déjà ressenti du désir envers une personne du même sexe ?

- Avez-vous déjà eu le désir de passer un moment d'intimité avec une personne du même sexe ?

Si vous êtes bisexuel(le)

- Comment avez-vous découvert votre bisexualité ?

- Parlez-vous facilement de votre orientation sexuelle ?

- Avez-vous révélé votre bisexualité ?

Si oui, qu'est-ce que cela a provoqué chez vous, et au sein de votre entourage ?
Si non, pour quelles raisons ?

- Avez-vous déjà eu des expériences intimes avec une personne du même sexe ?

- Parvenez-vous à équilibrer vos désirs sexuels ?

- Votre bisexualité se base-t-elle uniquement sur l'aspect sexuel ?

• Envisageriez-vous de vivre une relation amoureuse avec une personne du même sexe ?

Si vous êtes homosexuel(le)

• Comment avez-vous découvert votre homosexualité ?

• Parlez-vous facilement de votre orientation sexuelle ?

• Avez-vous révélé votre homosexualité ?

Si oui, qu'est-ce que cela a provoqué chez vous, et au sein de votre entourage ?
Si non, pour quelles raisons ?

• Avez-vous déjà eu des expériences intimes avec une personne du même sexe ?

• Avez-vous déjà eu une relation amoureuse avec une personne du même sexe ?

$$|$$

CHAPITRE 5

LES CROYANCES LIMITANTES

Si vous pensez avoir grandi au sein d'une vie régie par votre propre façon de penser, alors ceci n'est qu'un doux mirage. C'est également le cas si vous souhaitez entreprendre ou réaliser des choses mais en vain, quelque chose vous freine malgré la meilleure volonté du monde.

Prenez le temps de vous observer, pensez à tous les projets et tous les rêves que votre esprit a su concevoir tout au long de votre existence. Vos projets sont sans doute le moteur d'aspects que vous ne souhaitez plus voir présents dans votre vie, bercés par l'ambition d'apporter un changement notable et positif à tout bout de champ. Aussi, vous avez probablement envie de faire la différence, d'ajouter de la nouveauté à votre environnement et de profiter d'une vie à votre image.

En pensant à tous les projets que vous auriez aimé concrétiser, ou à ces actions que vous auriez voulu réaliser dans votre quotidien, vous ressentez probablement un sentiment de nostalgie, de tristesse et de regret. Mais n'ayez crainte, si je vous affirmais que vous n'êtes pas responsable de tout cela, du moins partiellement ?

Et si je vous affirmais également qu'il existe un système de croyance nocif et toxique vous séparant de toutes vos envies et ambitions ?

Oui, il existe un système de pensée que nous ne soupçonnons pas jusqu'au jour où nous nous ouvrons au développement personnel, à la spiritualité ou lorsque nous sortons de notre zone de confort.

En plus de vous accompagner dans la guérison de vos blessures émotionnelles, de vos problématiques de vie, ce livre vous invite à rééquilibrer votre façon de penser en triant certaines croyances sur le volet. Des croyances qui vous empêchent d'être vous-même, d'agir en conséquence et de vivre pleinement le bonheur d'être aligné avec votre Être intérieur. Si vous continuez à lire, alors vous souhaitez certainement faire table rase de ces maux, soulever ces barrières de sorte à vous sentir complet, serein et reposé.

En route pour votre épanouissement personnel

Cette partie est dédiée aux croyances limitantes, des pensées responsables de nos freins et de notre paralysie psychique.

Ces croyances représentent un mur que vous peinez à surmonter parce qu'on vous a dit qu'il était trop haut, trop rugueux en vous imposant l'idée que vous pourriez prendre le risque de vous blesser et subir de lourdes conséquences sur le long terme. Mais vous êtes-vous déjà confronté à ce mur, en face de vous, pour affirmer toutes vos appréhensions ? Finalement, il existe peut-être un moyen ou une solution vous permettant d'accéder à ce que la vie peut vous offrir au-delà du mur, et ces solutions sont ce que l'on appelle les croyances motivantes.

Il est temps de découvrir les rouages des croyances limitantes et de les identifier grâce à un panel de questions spécialement créées pour vous. Mais avant cela, je vais accorder quelques lignes à ce système de pensée faisant obstacle à votre réussite personnelle et professionnelle.

Croyances limitantes : définition

Les croyances limitantes sont des pensées ancrées dans notre esprit, difficiles à identifier tant elles nous paraissent naturelles. Pourtant, ces mêmes pensées nous freinent dans nos actions quotidiennes, dans le domaine professionnel, relationnel et sentimental. Elles nous éloignent de l'apprentissage de nouvelles compétences, de la découverte d'autrui et de la connaissance de soi.

Le plus grand danger des croyances limitantes est qu'elles nous conditionnent dans une zone de confort dont il est difficile de sortir par peur et par crainte. Nous avons tous préjugé d'une situation, d'une personne ou d'un métier, pour nous rendre compte finalement que nos pensées étaient infondées et loin de la réalité. De la même façon, nous avons tous au moins une fois douté de nos capacités à réaliser telle ou telle action dans le doute de ne pas obtenir de résultats probants.

L'origine des croyances limitantes

Les origines peuvent être nombreuses, et sont généralement issues de la société dans laquelle nous vivons. Il aurait été fort probable que je cite la transmission familiale de croyances limitantes, par l'éducation par exemple. Cependant, je remarque que ces pensées sont influencées par un modèle commun : notre société.

En effet, dès notre naissance nous avons été conditionnés à suivre un chemin prédéfini par un système éducatif et moral. Cette ligne directrice nous a imposé l'idée de suivre différentes étapes pour arriver à un résultat synonyme de réussite. Par exemple, il est important de s'instruire, d'obtenir de bonnes notes, de se présenter à des examens qu'il faut réussir haut la main pour enfin prétendre à un CV permettant l'accès à l'emploi. Mais ce n'est pas tout, les croyances limitantes résident également dans la notion de genre : les filles jouent à la poupée et sont associées à la couleur rose, les garçons jouent aux jeux d'action et sont associés à la couleur bleue.

Vous pouvez sortir de ce système de pensées limitantes

Aujourd'hui nous vivons dans une société allant en direction du changement, à faible vitesse certes, mais il est agréable de constater toutes les avancées et le progrès dans tous les domaines.

Beaucoup plus d'individus osent sortir de leur zone de confort, ils veulent créer et faire la différence au sein de leur propre existence. De plus en plus d'hommes et de femmes de tout âge, provenant de tous les horizons parviennent un jour à réaliser des exploits formidables. Ces mêmes personnes ont abandonné leurs croyances limitantes en les identifiant, puis en accordant plus d'énergie et d'importance à ce qui les motive quotidiennement. Elles ont trouvé une motivation, un carburant qui les pousse à atteindre leurs objectifs de vie, à se dépasser sans avoir peur d'échouer, de ralentir ou d'être confronté à la critique.

C'est ce que l'on appelle les « croyances motivantes », diamétralement opposées aux croyances limitantes. Les croyances motivantes vous permettent d'avancer et de progresser, tandis que les croyances limitantes vous consolident dans un état de léthargie psychique.

À la recherche de vos croyances motivantes

Si vous souhaitez atteindre cette fameuse *pulsion de vie*, renforcez votre état émotionnel face à ce qui vous transcende et vous apporte du bonheur au quotidien. Projetez votre esprit sur ce que pourrait être votre existence si vous preniez la décision d'abandonner définitivement vos croyances limitantes.

Si vous souhaitez mettre le doigt sur vos croyances motivantes, démarrons dès maintenant un exercice très simple. Vous irez à la rencontre d'un panel de questions diverses et variées vous invitant à définir et identifier vos croyances limitantes.

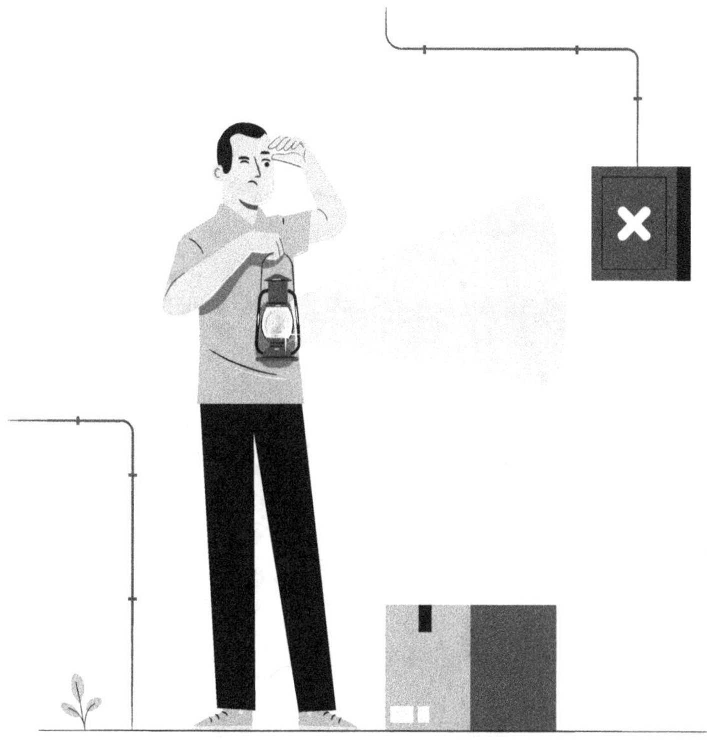

Identifiez vos croyances limitantes

Ce protocole est important dans le sens où vous explorerez chaque facette de vos méthodes de pensée, sans influencer votre opinion sur ces dernières. N'ayez pas peur d'annoter ces pensées limitantes telles qu'elles vous ont été inculquées et n'éprouvez aucune honte, le but de cet exercice est de les identifier et les analyser.

Parlons un peu de vous

• Quelle image avez-vous de vous-même ?

• Quels sont vos points forts, vos atouts et vos compétences ?
Revendiquez-vous ces atouts ? Si oui, de quelle façon ? Si non, pourquoi ?

- Quels sont vos points faibles, vos défauts ?

Êtes-vous en mesure de comprendre l'origine de vos faiblesses ? Si oui, quelle est-elle ?

Si non, pourquoi ?

Observons vos croyances sur des thématiques précises :

Quelles sont vos croyances vis-à-vis du couple ?
Quelles sont vos croyances vis-à-vis des hommes ?
Quelles sont vos croyances vis-à-vis des femmes ?
Quelles sont vos croyances vis-à-vis de l'amour ?
Quelles sont vos croyances vis-à-vis de la vie ?

Vos croyances et les répercussions dans votre vie :

Quels types de croyances remontent à votre enfance ? Prenez le temps de les identifier.

- Ces croyances sont-elles issues de vos deux parents ?

Si non, de qui sont-elles issues ?

- Si vous avez des frères et sœurs, partagez-vous les mêmes croyances ?

Si oui, ces croyances renforcent-elles votre lien avec ces personnes ?
Si non, pourquoi ?

- Appliquez-vous ces croyances dans votre vie quotidienne ?

Si oui, sont-elles utiles et dans quelles circonstances ?
Si non, pourquoi avez-vous abandonné ces croyances ?

• Pratiquez-vous le développement personnel ?

Si oui, quelles méthodes utilisez-vous ? Que cela vous apporte-t-il ?
Si non, quelles sont les ressources nécessaires manquantes ?

• Dans le cas où vos croyances limitantes sont toujours d'actualité, pensez-vous que votre vie pourrait être différente sans elles ?

• Dans le cas où vos croyances limitantes ont été abandonnées, quelle serait votre vie si cela n'avait pas été le cas ?

Examinons vos relations :

• Entretenez-vous des relations sociales ?

Au sein de ces relations, vous sentez-vous : supérieur, égal, ou inférieur ?

• Entretenez-vous des relations familiales ?

Au sein de ces relations, vous sentez-vous : supérieur, égal, ou inférieur ?

• Entretenez-vous des relations amicales ?

Au sein de ces relations, vous sentez-vous : supérieur, égal, ou inférieur ?

• Entretenez-vous des relations amoureuses (couple, flirt, autres) ?

Au sein de ces relations, vous sentez-vous : supérieur, égal, ou inférieur ?

• Avez-vous un idéal de vie affective ? Quel est-il ?

• Quelles seraient les ressources nécessaires dont vous auriez besoin, pour atteindre cet idéal affectif ?

Votre vie professionnelle :

• Exercez-vous un métier, ou êtes-vous en activité ?

Si oui, êtes-vous épanoui ?
Si non, avez-vous un projet professionnel, ou un métier en tête ?

• Avez-vous un idéal de vie professionnelle ?

Si oui, décrivez-la de façon détaillée.
Si non, quelle est votre définition du bonheur ?

• Pensez-vous avoir le droit de réussir et d'avoir du succès ?

Si oui, pour quelles raisons ?
Si bon, pour quelles raisons ?

• Maîtrisez-vous des compétences spécifiques (écriture, mathématiques...) ?

Si oui, quelles sont-elles ?
Si non, êtes-vous passionné par un domaine particulier ?

• Si vous maîtrisez une compétence, comment mettriez-vous cela à profit pour réussir ?

• Si vous avez une passion, comment transformeriez-vous cette dernière en compétence pour vous élever professionnellement ?

CHAPITRE 6

VOS SCHÉMAS ÉMOTIONNELS

Dans ce chapitre, vous réaliserez que des sentiments dominants peuvent diriger votre état émotionnel, jusqu'à réaliser des actions souvent irrationnelles. Que cela soit de façon consciente ou non, un quotidien influencé par un état psychologique hors de contrôle peut vous éloigner de votre « Moi intérieur ».

Manquer de contrôle sur son état émotionnel amène un individu à réagir de façon excessive et démesurée. D'ailleurs, cela concerne également les sentiments positifs, il faut conserver un équilibre sain qui participera à votre alignement personnel. Une des clés pour vivre heureux est de se libérer de notre cage émotionnelle et laisser ses émotions émerger au bon moment.

Filtrez vos émotions

Portez votre attention sur la posture que vous adopterez face à une situation donnée, et non sur l'impact de votre attitude en lui-même. Cette technique est très utile, difficile à exécuter aux premiers abords, mais extrêmement bénéfique. Par exemple, lorsque vous faites face à une situation inconfortable, prenez cinq secondes pour vous poser les questions suivantes :

1. *Suis-je dans un état émotionnel **impulsif** ?*
2. *Vais-je améliorer la situation **maintenant** en réagissant ainsi ?*
3. *Me sentirai-je **mieux** en réagissant ainsi ?*

Ces trois questions sont puissantes puisqu'elles analyseront votre état émotionnel et elles détourneront votre attention afin de stabiliser votre niveau de nervosité. Je vous invite à mettre cela en application lorsque l'occasion se présentera à vous !

Analyse de vos schémas émotionnels

Nous allons désormais explorer vos schémas émotionnels, vous serez capable d'identifier les émotions dominantes et toutes les autres parmi la **peur**, la **colère**, la **tristesse**, la **joie**, le **dégoût** et la **rancune**.

Pour se faire, vous répondrez à un panel de questions ciblées. Si vous vous retrouvez bloqué, passez à la suivante et revenez plus tard. Aussi, il est important de répondre avec franchise et transparence envers vous-même. Ne tentez pas de filtrer une émotion ou minimiser un sentiment par peur de devoir vous y confronter.

Vous et vos émotions :

• À quelle(s) émotion(s) êtes-vous fréquemment confronté ?

• Quels éléments vous permettent d'identifier cette émotion/ces émotions ?

• Quelle posture adoptez-vous face cette émotion/ces émotions ?

• Est-ce que ces états émotionnels sont récurrents ou occasionnels ?

Votre vie personnelle :

Ici, nous allons prendre le temps d'analyser votre vie personnelle, dans tous les domaines, afin d'identifier l'origine de vos schémas émotionnels. Dans cette partie, vous détaillerez ce que vous ressentez face à une situation spécifique. Prenez également le temps de justifier votre réponse en appuyant vos propos avec des événements actuels ou passés.

Quelles émotions ressentez-vous face à votre vie :

Personnelle :

Professionnelle :

Affective (relations familiales) :

Affective (relations amoureuses) :

Relationnelle :

Votre santé :

Votre apparence physique :

Votre spiritualité :

- Comment réagissez-vous face à :

- Des situations nouvelles (nouvel emploi, nouveau partenaire) :
- Des situations imprévues :
- Des situations de danger :
- Des situations d'injustice :
- Une séparation :
- Un deuil, la perte d'un proche :

CHAPITRE 7

VOS OBJECTIFS DE CHANGEMENT

Nous avons tous des objectifs personnels, et c'est sans doute votre cas également. Peu importe la nature des changements que vous souhaitez apporter dans votre vie, vous avancez vers un avenir plus lumineux et serein.

Un individu qui aspire au changement signifie qu'il éprouve un désir profond d'évoluer et d'accéder à une version supérieure de lui-même. D'ailleurs, ceci est l'objectif de cet ouvrage dans lequel je vous invite à aller chercher au plus profond de vous-même et à laisser votre Être intérieur s'exprimer.

L'écoute de soi

Je suis intimement convaincu qu'à ce stade de lecture, vous avez su mettre le doigt sur les fragilités de votre Être intérieur. Grâce à votre volonté profonde et les exercices ciblés, vous êtes désormais en mesure d'identifier et d'écouter vos propres besoins.

Vous savez, peu de personnes sont aptes à réaliser ce que vous avez fait, un pourcentage minime de la population parvient à se connecter à leur identité profonde. Afin d'approfondir l'écoute de soi et d'apporter de vrais changements dans votre vie, restez attentifs et appliquez les quatre notions suivantes : donner, recevoir, demander et refuser.

1 - Apprenez à donner

Donner inconditionnellement ne réside pas dans l'idée de chercher à vous déposséder ou imposer quoi que ce soit à un individu. Il est important de faire cette distinction qui vous permettra d'apporter un équilibre et éviter les situations nocives.

Apprenez à donner de vous-même ou quelque chose à des fins bienveillantes, qui vous apporteront un gain énergétique positif. Aussi, ne donnez pas dans l'espoir de recevoir en retour ou d'obtenir la considération d'autrui. Prenez du recul sur votre volonté à offrir et déterminez si cela vous sera bénéfique. Beaucoup d'individus cherchent à donner sans compter pour un retour minime et sans être considérés. Imposez les limites qui conserveront l'intégrité de votre Être intérieur et ne vous sacrifiez pas.

2 - Apprenez à recevoir

L'être humain est capable d'encaisser beaucoup d'émotions et plusieurs à la fois, de sorte à voir sa limite dépassée et saturée. Si vous apprenez à donner correctement, vous recevrez son égal. Cependant, n'acceptez pas tout ce qui vient à vous et effectuez un tri pertinent.

Respectez votre propre limite en imposant une barrière vous séparant de ce que vous pouvez recevoir ou non. Par exemple, si votre ami se retrouve dans une situation délicate, vous serez amené à recevoir une charge émotionnelle intense. Prenez ce que vous pouvez gérer et refusez le reste, le but n'est pas de vous retrouver dans la même détresse.

3 - Apprenez à demander

Nous sommes tous effrayés à l'idée de demander telle ou telle chose. Non pas parce que l'idée de demander est épouvantable, mais se confronter à un refus peut créer un état émotionnel suscitant le rejet.

Ne prenez jamais personnellement un refus ou une invitation déclinée, vous faites preuve de bienveillance en sollicitant l'aide de quelqu'un ou en l'invitant à une sortie. Finalement, vous ne perdez rien dans l'histoire, vous avez suivi votre envie et votre désir profond.

4 - Apprenez à refuser

Cette quatrième et dernière notion nous pousse de l'autre côté de la rive, en exprimant un refus nous avons peur d'émerger un sentiment de rejet chez autrui.

Cependant, apprendre à refuser est vital ! Trop accepter afin de satisfaire le désir d'une personne vous plongera dans un état émotionnel déséquilibré. Encore une fois, imposez vos limites et respectez votre désir profond. Apprenez à refuser une sortie si vous êtes épuisé, à refuser une charge de travail supplémentaire si vous avez la tête sous l'eau ou encore, refuser d'entamer une relation amoureuse si vous n'avez pas la certitude d'être heureux avec cette personne.

Ainsi, ces quatre notions participent au changement de votre vie, nous allons désormais suivre un exercice ensemble. Un nouveau panel de questions a été créé afin de vous guider dans cette réflexion. Encore une fois, prenez votre temps et passez à la question suivante si l'une vous bloque, vous reviendrez plus tard.

En route vers le changement

- Pourquoi avez-vous acheté cet ouvrage ?

- Quelles sont vos attentes ?

- Jusqu'ici, pensez-vous avoir cerné des problématiques de vie ?

- Comprenez-vous l'origine de vos problématiques ?

• Vous sentez-vous plus en confiance dans la résolution de ces problématiques ?

• Quels sont vos objectifs à court terme dans le domaine :

- Financier ?

- Relationnel ?

- Professionnel ?

- Spirituel ?

Pour chaque domaine, quelles actions allez-vous mettre en place ?

• Quels sont vos objectifs à long terme dans le domaine :

- Financier ?

- Relationnel ?

- Professionnel ?

- Spirituel ?

Pour chaque domaine, quelles actions allez-vous mettre en place ?

• Si vous aviez une baguette magique, quels changements apporteriez-vous à votre vie ?

PARTIE

V

- Programme de reconnexion à votre élan vital -

Dans les chapitres précédents, vous avez exploré en toute autonomie ou avec l'aide de votre praticien un certain nombre d'éléments pour mieux comprendre votre fonctionnement :

- Quelle(s) blessures(s) fondamentale(s) a(ont) mis en place des masques ?
- Quelle(s) pression(s) existentielle(s) vous anime(nt) ?
- Les problématiques du présent en relation avec votre processus de naissance, des croyances limitantes qui vous empêchent de vous révéler pleinement dans le monde
- Votre mode relationnel

Il est temps à présent, si vous le souhaitez de commencer un programme pour vous relier à nouveau avec votre pulsion de Vie.

Cette proposition ne se substitue à aucune thérapie déjà en cours. Elle peut la complémenter ou mettre en lumière des zones d'ombre inexplorées.

Je vous propose un programme de 30 jours, progressif, découpé en quatre thèmes :

▶ **SEMAINE 1 : Reprenez contact avec vous-même**
▶ **SEMAINE 2 : Définissez votre Mindset**
▶ **SEMAINE 3 : Reconnectez-vous à votre pulsion de Vie**
▶ **SEMAINE 4 : Développez votre spiritualité**

Bien évidemment il vous appartient petit à petit de composer votre propre programme. Par exemple, la découverte de l'enracinement du Jour 1 est à reproduire tous les autres jours en association avec la découverte du jour 2 ou 3.

L'idée majeure de la partie de ce livre est de vous faire découvrir des pratiques pour que vous en ressentiez les bénéfices. Vous pourrez ensuite intégrer tout ou partie de ces méthodes dans votre approche.

SEMAINE

I

- Reprenez contact avec vous-même -

*« Face à la roche, le ruisseau l'emporte toujours,
non par la force mais par la persévérance. »*
H.Jackson Brown

JOUR 1
L'art de l'enracinement

Cette notion d'enracinement est à la base de beaucoup de techniques psychocorporelles. C'est le retour à soi, à la réalité de ce qui se présente, sans chercher à fuir ladite réalité, par confort parfois.

Voyager oui, avec l'aide des techniques qui permettent de vivre des états expansés de conscience, mais pas avant de vous être bien branché à la Terre.

L'enracinement est donc une manière de se brancher aux énergies de la Terre, en étant bien présent à ce qui se passe autour.

Installez-vous dans une position assise de sorte que vos pieds touchent le sol, ou debout.

Prenez 3 à 4 respirations plus profondes et à chaque expiration, laissez vos muscles se relâcher un peu plus.

Les yeux fermés (ou plissés si vous perdez l'équilibre dans la position debout), laissez-vous imaginer des racines qui sortent de la plante de vos pieds, exactement comme les racines d'un arbre. Elles traversent ensuite les premières couches du sol, puis les roches et si vous le souhaitez, elles peuvent rejoindre le noyau de la Terre.

A chaque inspiration, vous imaginez que cette énergie remonte dans le sol puis la plante de vos pieds.

Réalisez cet exercice pendant 5 minutes.

JOUR 2
Respirez en conscience

La respiration est un acte automatique qui se fait sans aucun effort, environ 12 à 14 fois par minutes. Dans la troisième partie de ce livre, nous avons vu comment notre manière de respirer pouvait influer sur le système nerveux autonome.

Depuis les premières inspirations de notre naissance qui ont dû être assez pénibles du fait de la présence de liquide dans les poumons, cette fantastique respiration fait un travail besogneux : elle oxygène tous les organes de notre corps.

A l'**inspiration**, la cage thoracique s'élargit et le diaphragme s'abaisse afin que les poumons se remplissent d'air.

A l'**expiration**, le mécanise s'inverse : le diaphragme remonte et la cage thoracique se recontracte pour expulser l'air chargé de CO_2.

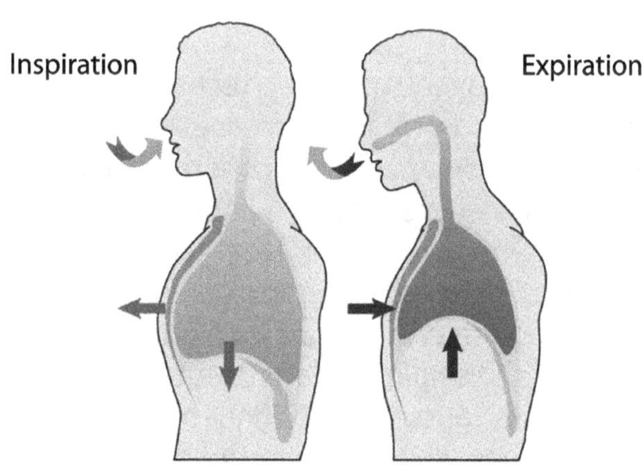

La respiration consciente est très simplement le fait de passer du seul stade automatique à la présence de ce qui se passe quand on respire. Et c'est formidable car c'est un matériel que nous avons toujours à notre disposition. Aucune excuse donc pour ne pas pratiquer, il n'y a pas besoin d'aller en salle de gym !

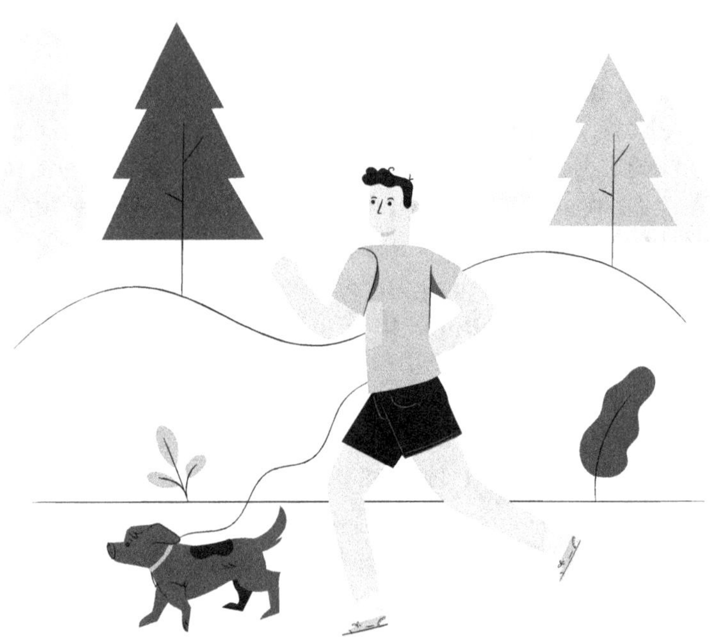

Je rappelle à nouveau que les techniques respiratoires sont présentes dans de très nombreuses disciplines psycho-corporelles mais aussi à travers la cohérence cardiaque dont vous avez saisi les effets physiologiques, les arts martiaux et le sport en général. Très utilisée en méditation également, elle permet de créer des états de conscience modifiée comme je l'ai longuement évoqué tout au long de ce livre.

Ainsi, selon les disciplines dans lesquelles vous évoluez déjà, ou peut-être aucune spécifiquement, la respiration consciente peut avoir diverses intentions et objectifs :

- Se détendre tout simplement
- Réduire le niveau d'anxiété et de stress. On peut ajouter à la respiration consciente un peu de cohérence cardiaque en allongeant les temps d'expiration.
- A l'inverse, stimuler le système sympathique en allongeant le temps d'inspiration et créer les conditions pour se mettre dans l'action.
- Améliorer la concentration.
- Eveiller les sens et sa créativité.

Ce ne sont là que quelques exemples.

En position assise ou allongée, fermez les yeux.

Ressentez l'air qui entre et qui sort de vos poumons, au bord des narines ou de la bouche. Vous pouvez même percevoir la différence de température entre l'air frais qui entre et celui de l'expiration lorsqu'il s'est réchauffé au contact de votre foyer de vie.

Observez l'amplitude de votre ventre ou de votre poitrine. A chaque inspiration, il y une expansion et à l'expiration, le mouvement se relâche.

Et profitez simplement de cela, c'est déjà beaucoup.

JOUR 3
Relaxez-vous

Dans la troisième partie de ce livre, nous avons pris le temps de poser les éléments principaux des méthodes de relaxation. Je vous propose donc directement un exercice issu de la méthode Jacobson.

Cet exercice se pratique en position allongée, sur le dos, les bras et les jambes sont légèrement écartés du corps.

Concentrez-vous sur votre bras droit, et lors d'une inspiration, vous venez contracter le bras droit en le levant de quelques centimètres seulement au-dessus du sol (ou du matelas). Vous maintenez quelques instants cette tension dans le bras tout en conservant une suspension d'air. Lors d'une expiration franche, vous relâchez complètement votre bras.

Prenez un temps pour accueillir les sensations dans votre bras droit.

Puis vous réalisez à nouveau deux fois cette mise en tension-détente en prenant un temps pour intégrer les sensations entre chaque mouvement.

Concentrez-vous à présent sur votre bras gauche, et lors d'une inspiration, vous venez contracter le bras gauche en le levant de quelques centimètres seulement au-dessus du sol (ou du matelas). Vous maintenez quelques instants cette tension dans le bras tout en conservant une suspension d'air. Lors d'une expiration franche, vous relâchez complètement votre bras.

Prenez un temps pour accueillir les sensations dans votre bras gauche.

Puis vous réalisez à nouveau deux fois cette mise en tension-détente en prenant un temps pour intégrer les sensations entre chaque mouvement.

Concentrez-vous sur votre jambe droite, et lors d'une inspiration, vous venez contracter la jambe droite en la levant de quelques centimètres seulement au-dessus du sol (ou du matelas). Vous maintenez quelques instants cette tension dans la jambe tout en conservant une suspension d'air. Lors d'une expiration franche, vous relâchez complètement votre jambe.

Prenez un temps pour accueillir les sensations dans votre jambe droite.

Puis vous réalisez à nouveau deux fois cette mise en tension-détente en prenant un temps pour intégrer les sensations entre chaque mouvement.

Concentrez-vous à présent sur votre jambe gauche, et lors d'une inspiration, vous venez contracter la jambe gauche en la levant de quelques centimètres seulement au-dessus du sol (ou du matelas). Vous maintenez quelques instants cette tension dans la jambe tout en conservant une suspension d'air. Lors d'une expiration franche, vous relâchez complètement votre jambe.

Prenez un temps pour accueillir les sensations dans votre jambe gauche.

Puis vous réalisez à nouveau deux fois cette mise en tension-détente en prenant un temps pour intégrer les sensations entre chaque mouvement.

JOUR 4
Développez l'art de la pleine conscience

Les focalisations proposées dans les expériences du souffle que vous avez réalisées le deuxième jour peuvent se prolonger avec d'autres petits exercices dont la composition est infinie. La nature par exemple offre un formidable terrain de jeu pour développer vos capacités à vivre dans le présent. C'est ça la pleine conscience ou Mindfulness en Anglais.

La méditation est un des outils pour y accéder, elle est même utilisée en milieu hospitalier pour les effets bénéfiques sur la gestion du stress et les troubles psychosomatiques associés.

Sentez-vous en relation avec les éléments et focalisez-vous sur vos sens :
- Qu'est-ce que j'entends en ce moment ?
- Qu'est ce qui retient mon attention visuellement ? couleurs, formes...
- Quelles odeurs je perçois ?
- Quels contacts ?

Je me souviendrai toujours d'une expérience vécue en formation où nous devions travailler la pleine conscience. Une assiette pleine de bonbons était installée au centre du cercle que nous formions. Nous devions prendre le temps de regarder toutes ces couleurs, les formes, les textures, imaginer le contact avec le bonbon, son odeur, son goût... puis prendre le bonbon « en vrai », le sentir, et le manger en lenteur, les oreilles bouchées avec les mains pour percevoir les bruits intérieurs, les yeux fermés pour décupler le goût....

Avec un ami stagiaire, avant même de démarrer l'exercice et que notre enseignante arrive, nous avions déjà la bouche remplie de bonbons ! Nous n'avions rien compris à la pleine conscience mais nous avons bien ri !

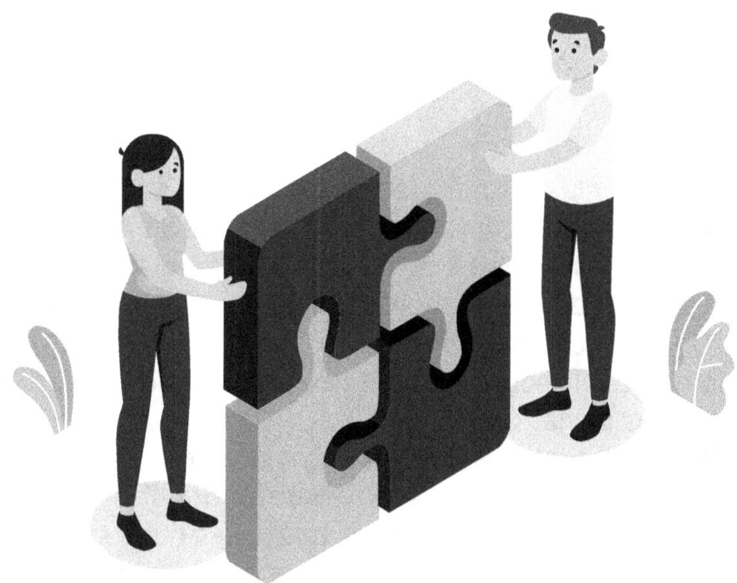

Vivez votre vie au présent, focalisez-vous sur vos sens ! Quand vous marchez, allez au contact de la sensation de la plante des pieds au sol, quand vous êtes dans la rue, même pressé(e), laissez-vous surprendre par votre capacité à voir ce que vous n'aviez peut-être jamais vu....

Lors de votre prochain repas, vous prendrez quelques minutes pour focaliser votre attention sur vos aliments : couleur, odeur, texture, saveur...

Bouchez-vous les oreilles en mastiquant, accueillez les sons et si cela a une influence sur les saveurs, ou un autre sens.

Si vous avez des enfants, pratiquez en famille, vous serez surpris des résultats.

JOUR 5
Coupez la télé et/ou le mobile

Je vais développer ma précédente pensée sur les sens....

Ces derniers vous placent dans le « présent » et c'est une bonne chose. Votre inconscient, lui, enregistre en même temps 100% de l'information. S'ouvrir à la conscience de ce que l'on offre comme information à son inconscient conditionne de ce fait notre manière de penser les choses, d'être et agir dans la vie.

85% de nos pensées étant inconscientes, vous pouvez aisément imaginer l'impact de toute information violente, inappropriée de toutes ces séries télévisées où le sang coule à flot, des journaux télévisés anxiogènes, de toute l'agressivité au volant...

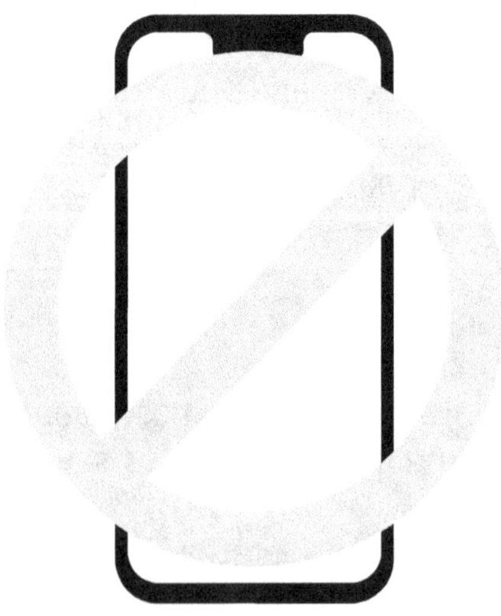

Je peux ajouter si cela est nécessaire les effets du téléphone portable sur la santé, en particulier de nos enfants mais j'ai crainte de passer pour un rabat-joie, étant par ailleurs moi-même assez addict au portable :
• Action néfaste de la lumière bleue sur l'endormissement
• Effet des ondes magnétiques sur le cerveau, bien qu'il n'y ai pas de consensus de la communauté scientifique sur ce sujet
• Douleurs cervicales à force d'être penché sur l'écran.

Tout peut commencer par des actions simples : offrez-vous ce que vous voulez être ! J'ai personnellement tiré un trait sur la télévision au profit de reportages sur la spiritualité, d'interviews sur les sujets qui me plaisent, les humoristes qui me font rire....

Pour les portables, si vous ne le saviez pas, il existe dans les paramètres un filtre à lumière bleue. Pour les porteurs de lunettes, il est également possible d'ajouter un filtre sur les verres lors de leur fabrication.

Vous essayez ?

JOUR 6
Renouez avec votre créativité

Combien de fois j'entends cette phrase au cabinet « je ne suis pas créatif ». C'est une pure croyance limitante. Déjà ces consultants sont avec moi et donc reliés à leur propre désir de réécrire une partie de leur histoire et faire preuve de créativité pour s'expanser autrement dans la vie.

Et puis, nous avons tous été enfant, avec notre spontanéité car libres et encore peu déformés par les règles. Se relier à son « Moi créateur » est une invitation à retrouver son propre enfant intérieur (ce que nous aborderons plus loin)

L'intérêt d'être créatif

L'être humain possède un instinct créatif naturel qui ne demande qu'à être exploité, et ceci est la base d'une vie heureuse si elle est considérée comme telle. Si vous pensez être un individu souffrant affreusement de créativité, c'est une idée reçue et je vais vous expliquer cela dans cette partie de mon ouvrage.

La créativité pousse l'être humain à penser en dehors de cette boîte dans laquelle nous sommes contraints de vivre depuis notre naissance. Elle est la signature de notre faculté à imaginer et créer des choses qui n'existent pas ou améliorer certains aspects de ce que nous connaissons déjà. D'autre part, exprimer sa créativité est un moyen d'exister, de faire valoir notre présence et donner espoir à ceux qui n'osent pas sortir de l'ombre.

La créativité est le lien vers notre « Moi Intérieur »

Chaque individu est différent et possède sa propre marque identitaire faisant de lui un être à part et unique en son genre. Cependant, persistent de nos jours de nombreux freins qui ne cessent de nous éloigner de ce que nous sommes : les blocages, les doutes, les mauvaises habitudes également liées aux comportements influencés par notre environnement.

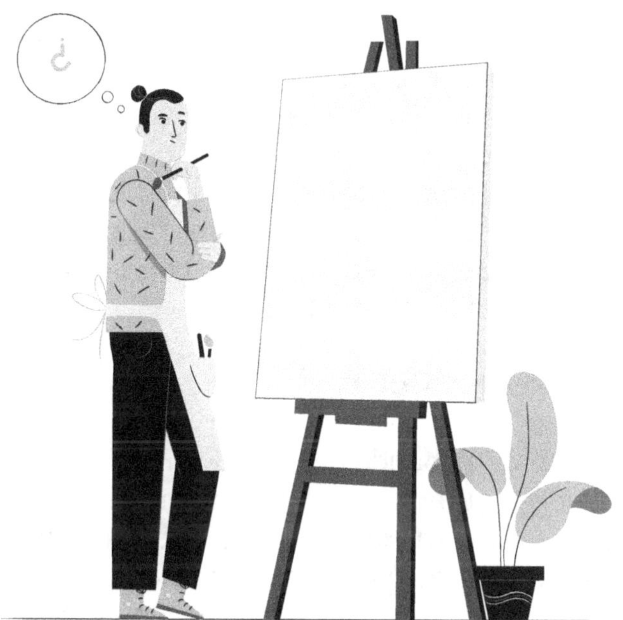

Les blocages et les doutes

De manière générale, les blocages proviennent de blessures passées et profondément ancrées en nous, de sorte à ne faire plus qu'un avec notre identité profonde. D'ailleurs, l'un des chapitres de cet ouvrage est dédié à la guérison de ces blessures ; un autre s'adresse exclusivement à la découverte de notre identité naturelle avec le Mandala de l'Être®. Je vous invite à relire ces chapitres si vous en ressentez le besoin, cela ne pourra être que bénéfique.

Revenons aux blocages, ils sont très souvent invisibles et nous ne pouvons les expliquer, seule l'émotion réside et ce n'est pas assez. Nous tentons de passer outre cette barrière, résistante, qui nous éloigne de ce que notre esprit peut créer. L'authenticité disparaît et nous nous en tenons à ce que nous connaissons, par peur de sortir d'une bulle confortable et à l'abri du regard extérieur.

Tout ceci entraîne un engrenage dont il est compliqué de sortir, puis des blocages émergent les doutes. Croyez-moi, il n'y a pas pire qu'un individu plongé dans le doute constant, cela peut être vous, ou moi. Ici je parle de réflexions qui invitent l'être humain à remettre en question son rôle au sein de sa propre famille, de sa propre vie et de la société. En d'autres termes, les blocages et les doutes freinent une créativité libératrice et capable d'exprimer la personne que nous sommes réellement. Ces freins maintiennent cette porte, devant nous, fermée à double tour, nous empêchant d'accéder à la meilleure version de soi.

Les mauvaises habitudes

Les mauvaises habitudes, qui peuvent être alimentaires, professionnelles ou autres nous plongent dans un immobilisme radical, qui n'est rien d'autre que de l'inaction. J'imagine que vous avez déjà entendu ces célèbres critiques « *Il faut stopper ces mauvaises habitudes !* » ou « *Ah, toi et tes mauvaises habitudes* » ou encore, « *Toi, tu files un mauvais coton !* ». Cela pourra vous faire sourire, et je pense que cela a été le cas, pourtant il est compliqué de réaliser toute la complexité derrière une simple mauvaise habitude.

Elles partent souvent d'un échec ou d'une action réalisée n'ayant pas apporté les résultats escomptés. De ce fait, l'être humain, souvent impatient, cherchera un raccourci afin d'assouvir son désir. Mais une fois de plus, cela freine l'instinct créatif qui est mesure de générer des résultats allant au-delà de nos espérances.

L'environnement

L'influence de notre environnement et les enseignements extérieurs amènent l'être humain à se contenter de ce qu'il a appris. Depuis notre naissance, nous suivons une ligne directrice, jugée adéquate et sûre, pour atteindre un objectif de vie précis. Il est évident ici que la créativité n'a pas sa place. Si elle venait à s'exprimer, elle nous sortirait des sentiers battus au risque de se heurter aux mœurs bien en place.

Enfin, s'enfermer dans cette zone de confort ne fera qu'accentuer un mal-être existant, qui ne créera qu'agitation et anxiété. Ce mécanisme devenant presque naturel, s'ancre au cœur de notre identité et nous plonge dans une lenteur profonde. Néanmoins, certaines portes restent entre-ouvertes, et elles nous guident vers notre instinct créatif.

Développer sa créativité

Si vous pensez avec fermeté que votre créativité est perdue dans des méandres inaccessibles, vous vous trompez. Dans ce chapitre, je vais partager avec vous quelques pistes favorables à son développement :

La méditation de pleine conscience

Pratiquez la méditation de pleine conscience. Elle peut être réalisée à n'importe quel moment de la journée. Cette forme de méditation vous permettra de concentrer votre esprit sur l'instant présent, que vous vous brossiez les dents, fassiez la vaisselle ou même sous la douche.

De cette façon, vous apprendrez à renforcer votre niveau de concentration et prendrez en compte tous les facteurs environnants susceptibles de perturber votre sérénité afin d'en éloigner l'impact négative. Enfin, vous serez en mesure de réaliser différentes tâches, l'une après l'autre, et renforcerez vos capacités intellectuelles.

Prenez du temps pour vous

Prenez du temps pour vous et sortez prendre l'air, votre créativité s'inspirera de ce que vous verrez et ressentirez. Profitez-en pour organiser une balade en forêt ou dans un endroit isolé afin de laisser libre-court à vos pensées. Aussi, les petits breaks ne sont pas à proscrire, prenez du temps pour vous reposer et apaiser votre esprit. Une activité cérébrale trop surmenée peut créer de la confusion et entraîner une fatigue mentale importante.

La Digital Detox

Remplacez les écrans par une autre activité bien plus saine, vous vous couperez de la sphère digitale et sociale qui peut nuire à votre créativité. De cette façon, vous pourrez investir du temps dans d'autres activités comme la lecture, la peinture, le dessin, la broderie et tout autre passe-temps qui stimulera votre imaginaire.

Vous pouvez en profiter pour découvrir de nouveaux domaines de compétence comme la maîtrise d'un instrument de musique, de langues, de la cuisine, de compétences professionnelles et même entamer des recherches sur un sujet qui vous intrigue... Il y a tellement de choses à faire !

En d'autres termes, développer sa créativité rime avec puiser dans les choses simples de la vie, et souvent hors de notre champ de vision premier. De plus, il suffit d'apporter quelques changements pour créer de grandes et belles choses, profitez-en et élevez-vous à un niveau encore inconnu.

JOUR 7
Ecrivez

Si je devais définir l'écriture, je la considérerais comme l'extension de nos pensées, un moyen d'expression puissant. Elle réside en chacun de nous et nous sommes tous aptes à transposer les mots qui défilent dans notre esprit sur une feuille de papier. L'écriture est une thérapie reconnue et beaucoup sous-estiment son pouvoir ; pourtant, elle demeure indispensable lorsqu'il s'agit de libérer son esprit.

L'art de la pensée

Je ne vais rien vous apprendre mais commençons par affirmer que nous pensons tous, et parfois de façon excessive. Qui ne s'est jamais retrouvé dans une phase de réflexion intense, afin d'explorer les zones floues de son esprit ? Tout le monde à vrai dire et penser n'est pas une mauvaise chose en soi, au contraire, vous travaillez votre esprit. Cette gymnastique intellectuelle est nécessaire au bon fonctionnement du cerveau et elle permet également d'accéder à la conscience de soi et établir un bilan.

Outre cette courte apologie sur la pensée, certains mécanismes en revanche, peuvent faire plus de mal que de bien puisqu'ils influencent notre comportement et nos prises de décisions. D'ailleurs, je peux vous renvoyer à la relecture du chapitre dédié aux croyances et pensées limitantes, il décrit parfaitement les origines de cet engrenage. De même, dans les périodes où nous pensons au point de ne plus en dormir et perturber notre quotidien, il est nécessaire de trouver une porte de sortie afin de clarifier notre esprit. C'est à cet instant précis que l'écriture entre en jeu.

L'intérêt de l'écriture

Je vous l'ai dit plus haut, l'écriture est une thérapie efficace, elle peut lutter contre les états dépressifs. C'est un refuge à travers lequel vous vous laisserez aller, à l'abri de tous les regards et potentiels jugements si vous y êtes sensibles.

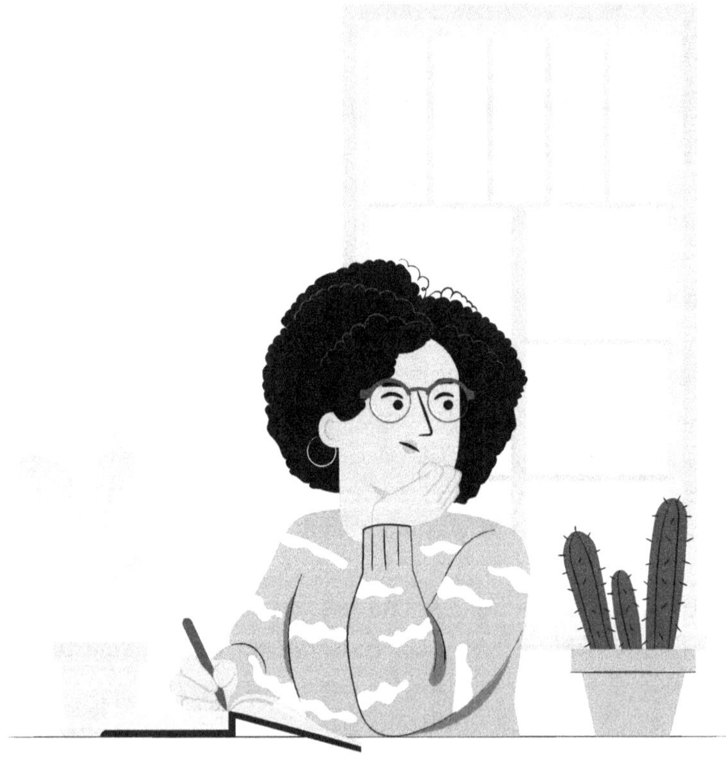

Ce type d'exercice ne concernera que vous et votre feuille de papier, une alliée silencieuse mais si compréhensive et patiente. Vous pouvez remarquer cela dans l'industrie de la musique, les artistes transposent leurs émotions ainsi que leurs expériences de vie, notamment dans le milieu du hip-hop et la musique urbaine où les textes sont bruts et explicites. Prenez le temps d'écouter et analyser le texte d'une chanson, outre le style et la forme, vous retrouverez un discours personnel et saurez lire entre les lignes. D'autre part, je peux utiliser une métaphore intéressante qui vous permettra de cerner l'intérêt que vous auriez à écrire : visualisez votre esprit comme un meuble composé de multiples tiroirs. Vos pensées représentent toutes les choses que vous devriez ranger dans ces tiroirs, et vous pouvez identifier chaque tiroir à une feuille de papier. Ne serait-il pas judicieux de remettre votre pièce en ordre en rangeant tous vos effets personnels pour plus de clarté ?

Votre esprit repose sur ces mêmes bases. Il est important de classer vos pensées en les transposant sur le papier afin d'y déposer toutes vos émotions et états d'âme. En plus de révéler un état de conscience indéniable, vous vous accorderez plus d'espace et serez aptes à réguler votre façon de penser. Avant que j'oublie, revenons un instant sur cette notion de « conscience ». Le problème des individus qui pensent trop et en souffrent, est qu'ils offrent à leurs pensées une place abstraite par peur de matérialiser des blessures et états de faits. Je pourrais même affirmer qu'écrire demande du courage, c'est une manière de se confronter à de réelles émotions et avoir conscience que notre esprit peut être perturbé par tel ou tel facteur de vie.

Osez vous exprimer

L'écriture s'adaptera toujours à vous puisque vous aurez toujours le choix entre écrire et ranger votre feuille ou partager votre contenu avec une tierce-personne. Oui, j'utilise le terme « tierce-personne » puisque je considère votre feuille de papier comme une confidente à part.

Je pense que vous voyez où je souhaite en venir. L'écriture peut être une façon d'exprimer ce que l'on ressent envers une personne, que cela soit de l'amour ou de l'amitié par exemple. Dans ce cas précis, la feuille devient un intermédiaire ayant la faculté d'adoucir vos pensées et configurer l'état d'esprit du destinataire de sorte qu'il soit plus ouvert et enclin à vous écouter. De plus, adresser une lettre à quelqu'un joue un rôle symbolique universel, cela calme les douleurs intérieures et repose l'esprit. Nous sommes ici dans l'art de la transmission et du partage, mais également au cœur de la communication et la transparence. Nous nous mettons à nu et cette pratique nous rapproche de notre pulsion de vie, une profondeur où nous trouvons la force de côtoyer pendant un court instant ce qui nous tourmente et créé de l'instabilité. Ceci est similaire à la guérison de nos blessures passées. Le processus peut être douloureux mais ensuite naît un climat de sérénité et de satiété satisfaisante.

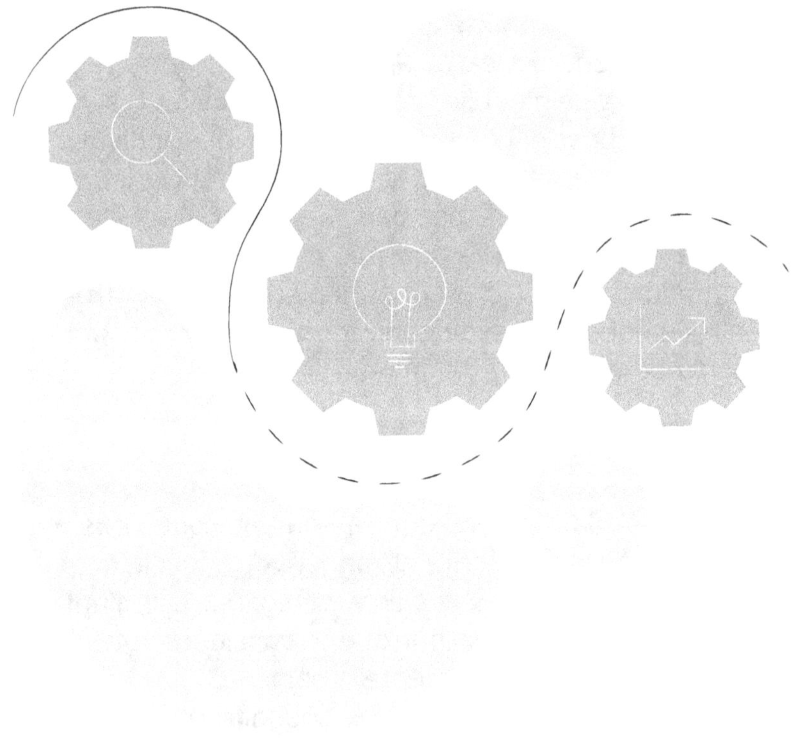

Comment écrire ?

Cette question est sans doute fondamentale à vos yeux, et vous penserez certainement à vos lacunes en matière d'écriture ! N'ayez crainte, manier la langue de Molière à la perfection n'est pas une nécessité. Si cela avait été un préalable, vous ne tiendriez d'ailleurs pas ce livre entre les mains.

Optez pour un endroit calme, dans lequel vous vous sentez à l'aise et confortable. Il est primordial de vous sentir bien. Il est également possible d'accompagner cet exercice avec une chanson ou mélodie qui vous inspire, cela stimulera votre créativité.

Premièrement, dressez une liste de tous les domaines de votre vie et qu'elles soient négatives ou positives, vous détaillerez par la suite les émotions dominantes ainsi que votre état d'esprit face à une situation. Vous pouvez débuter votre travail d'écriture par le domaine de votre choix en privilégiant les phrases simples, courtes, et explicites. Le démarrage est souvent difficile. Entamez cela avec des émotions brutes, votre plume naturelle vous emportera à chaque ligne écrite.

D'autre part, une phase particulière interviendra : vous douterez. En plus de transférer vos pensées sur une feuille, vous hésiterez à exprimer certaines émotions, des faits et surtout, des illusions. Vous le constaterez, c'est un instant très particulier que vous reconnaîtrez, ceci sera le signe que vous vous confrontez à un blocage. Prenez le temps d'exprimer cela à votre manière, avec vos propres mots, même les plus simplistes. Enfin, conservez à l'esprit que la forme n'est pas le plus important, ni vos fautes d'orthographe ou erreurs de syntaxe. Concentrez-vous sur l'instant présent et n'épargnez aucune pensée. Plus vous écrivez, plus vous vous libérez.

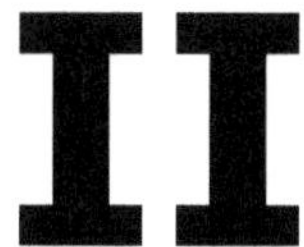

- Définissez votre Mindset -

« Si vous placez la barre extrêmement haut et que vous ratez, votre échec sera supérieur aux succès des autres. »
James Cameron

JOUR 8
Que voulez-vous pour vous-même ?

Lorsque j'ai commencé à m'intéresser à cette notion, c'était avant l'été 2019. Je traversais une période assez difficile financièrement et j'ai contacté *David VIGNERON*, formateur et spécialisé en stratégies de réussite que je suivais depuis quelques années déjà, notamment par l'intermédiaire de ses formations. J'ai d'abord été réticent malgré tout, estimant qu'il s'agissait d'un « truc de plus » dans l'univers du développement personnel. Et ça a commencé par cette question qu'il m'a posée et à laquelle j'ai été infichu de répondre de manière spontanée : « *que veux-tu vraiment pour toi ?* ».

Le mindset est un terme anglais qui signifie état d'esprit. Et il s'agit bien de cette information vers laquelle David m'emmenait : dans quel état d'esprit je suis pour vivre ma vie, développer mes compétences, réussir....

Depuis ma mise en pratique, vers laquelle je vais simplement vous initier ici sur les prochains jours, tellement de choses ont changé pour moi : création et animation de formations, en ligne et en présentiel, écriture de ce livre également, apprentissage du « savoir déléguer », s'offrir ce qu'il y a de mieux car je le mérite.... Ce ne sont que quelques exemples.

Si vous pensez que vous pouvez vous améliorer en mettant en pratique quelques actions simples mais stratégiques, et que vous vous y tenez, alors les pages qui suivent sont pour vous. Si vous n'êtes pas prêt à vous remettre en question et modifier votre Mindset, rendez-vous à la semaine 4.

Bien évidemment, ma question sera : « Que voulez-vous vraiment pour vous-même ? » Passez en revue les différents aspects de votre vie (personnel, professionnel, financier...)

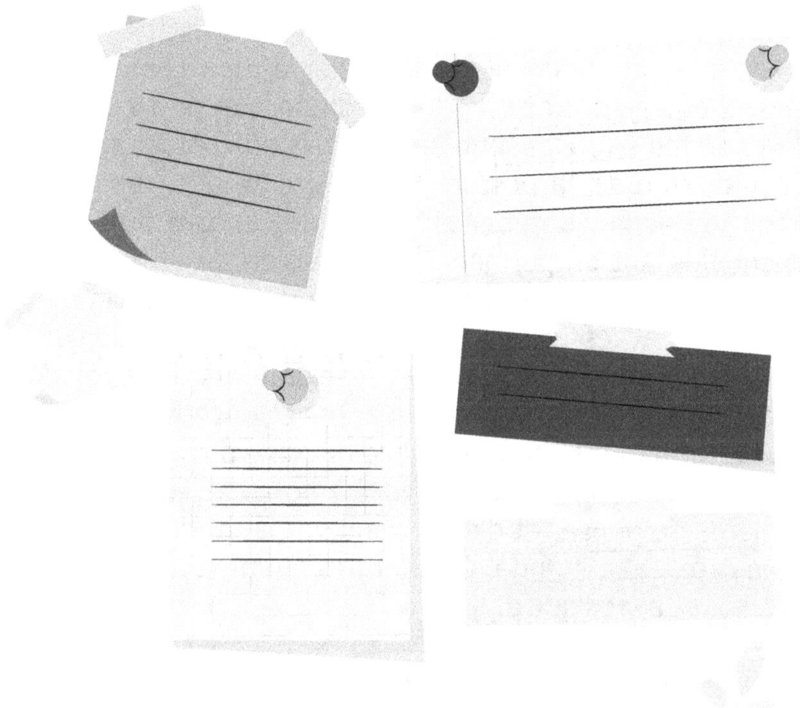

JOUR 9
Formez-vous en permanence

Se former en permanence permet de sortir de sa zone de confort, ce que je développerai un peu plus tard.

Lorsque j'ai commencé à travailler à mon compte après dix-huit ans en entreprise, dont mon dernier poste en open-space, je me suis vite senti seul. J'étais en contact avec mes consultants mais la posture est différente. J'ai rapidement repris le chemin des bancs de l'école, encore aujourd'hui en enrichissant en permanence ma vision de la thérapie et du développement personnel. L'Être humain a besoin d'être en relation et les espaces de formation sont excellents car ils ont une tendance à être des accélérateurs de la relation, surtout quand elles sont impliquantes et découvrantes.

Les formations permettent d'ouvrir votre curiosité et la joie de découvrir de nouveaux horizons, de nouvelles manières de penser et d'être, dans une attitude d'ouverture aux autres et au monde. Ce sont des moments de rencontre avec soi et avec l'autre.

- Par rapport à ce que vous désirez pour vous-même (question du jour précédent), quelles formations seraient susceptibles de vous y emmener ?
- Où pouvez-vous vous former ? A quel prix ?
- Vous sentez-vous prêt(e) à sortir de votre zone de confort ?

JOUR 10
Fuyez le triangle dramatique

Le triangle de Karpman est un des éléments de l'analyse transactionnelle modélisée en 1968 par *Stephen Karpman*.

Il met en évidence que dans nos relations personnelles, professionnelles, amoureuses, nous sommes amenés à expérimenter des scénarios conduisant à « jouer » des rôles selon les situations, les protagonistes et l'environnement, pour répondre à ses propres besoins.

Les rôles sont celui :

- **De la victime** (qui se sent persécutée)
La victime préfère estimer que c'est la faute de l'autre pour éviter de porter la responsabilité de la situation générée.

- **Du sauveur** (qui apporte son aide)
Le désir fondamental du sauveur est d'être aimé, par crainte d'être rejeté. On peut parler du syndrome de l'infirmière. En prenant le rôle du sauveur, vous ne laissez à l'autre que la posture de victime (et c'est formidable car cela répond à votre besoin) ou de persécuteur.

- **Du persécuteur**

Il est à la recherche d'une victime bien entendu pour décharger sur elle ses propres souffrances. Il peut y avoir là du mépris pour l'autre, en cherchant à le rabaisser, le diminuer pour se donner de l'importance

De manière totalement inconsciente, nous sommes tous amenés à agir ainsi et nous nous retrouvons pris au piège du jeu psychologique de l'autre, car nous « jouons » le rôle qu'il a décidé.

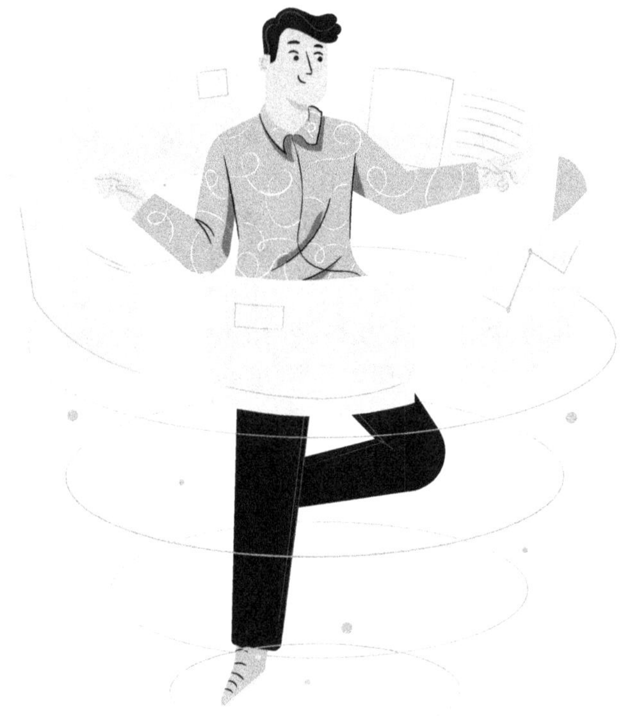

Je vous invite à identifier une ou plusieurs situations où vous avez expérimenté chacun de ces rôles :

- **La victime**

- **Le sauveur**

- **Le persécuteur**

JOUR 11
Dites stop à la procrastination

La procrastination consiste à remettre au lendemain ce que l'on peut faire le jour même. Je suis moi-même très doué en la matière car je me sens performant dans l'urgence mais je me soigne.

D'ailleurs je me demande si la procrastination est une problématique simplement du point de vue d'une de nos propres croyances. Est-ce réellement une mauvaise habitude ? Dans notre enfance, il est possible que nous ayons intégré une injonction de faire les choses le jour même : faire ses devoirs par exemple. Pour ma part, je n'ai jamais vraiment fait mes devoirs, mais il ne faut pas le dire, surtout à mes enfants.

On dit que les personnes qui procrastinent beaucoup sont brillantes intellectuellement car le fait de reporter une action est liée à la réflexion parfois excessive que l'on porte dessus.

Cela peut devenir réellement problématique quand il y a une absence récurrente de passage à l'action ou une mise en danger exagérée sur des travaux à réaliser par exemple. La procrastination est un enjeu fort de développement personnel car il s'agit de gagner en efficacité. Dans l'idéal, on arrête de réfléchir et on se met à l'action.

Comment passer à l'action si son Mindset n'est pas défini, si on ne sait pas ce que l'on veut réellement pour soi ? Par exemple, je suis capable de procrastiner sur l'écriture de ce livre si je le fais juste pour satisfaire mon égo. Mais mon état d'esprit est aussi de me développer, me faire connaître, rencontrer des libraires, des personnes dans leur processus de développement, créer des conférences... bref, sortir de ma zone de confort. Et chaque fois que je me branche à mon mindset, les mots coulent d'eux-mêmes. Enfin presque.

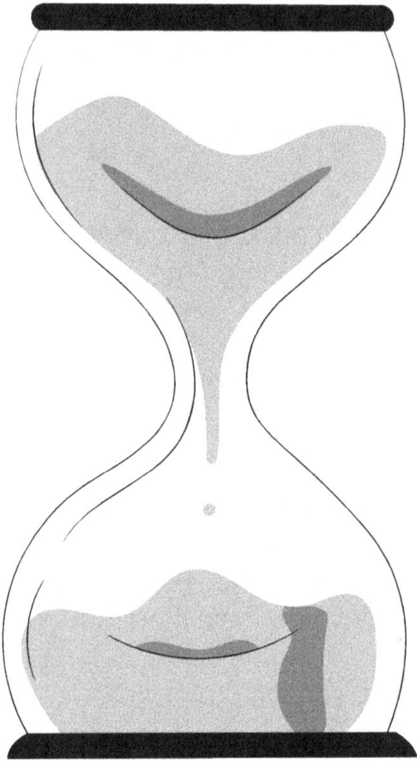

Procrastiner est tout sauf de la paresse. C'est une surexposition de la réflexion qui bloque le passage à l'action. Et si l'action n'est pas très passionnante et nourricière intellectuellement, ça ne facilite pas le processus.

Alors, je reviens à la case départ de cette semaine : que voulez-vous pour vous ? Redéfinissez les objectifs et découpez-les au besoin pour les rendre atteignables et vous pouvez user des To Do List (que j'aime tant) pour séquencer votre travail et systématiquement indiquer le passage à l'action à accomplir.

JOUR 12
Pratiquez la gratitude

Dans cette partie, nous allons aborder une thématique particulière, un aspect fondamental de votre voyage en quête de cette mystérieuse pulsion de vie : la gratitude, du moins, sa pratique dans la vie quotidienne. La gratitude est un des éléments de base si vous souhaitez vous élever spirituellement et créer une harmonie entre vous et la vie.

En vous investissant chaque jour dans cette pratique essentielle, vous deviendrez témoin d'une vie remplie de joie, d'enthousiasme et de sérénité. Selon certaines études, la pratique de la gratitude peut vous transformer du tout au tout. Vous vous sentirez plus optimiste, énergique et vous améliorerez votre rapport aux autres.

Qu'est-ce que la gratitude ?

La pratique de la gratitude n'est pas une nouveauté. Elle est même réalisée depuis des décennies, notamment dans les pays Orientaux. C'est une forme de psychologie moderne et spirituelle axée sur l'expression de notre reconnaissance envers chaque chose qui nous rend heureux.

Il est connu que l'être humain tend à se focaliser sur le malheur et les aspects négatifs de sa vie, sans prendre en considération les cadeaux qu'il possède déjà. Mais ce n'est pas tout. Faire preuve de gratitude représente également un rappel et un retour aux choses naturelles que nous oublions souvent dans les moments difficiles, comme la faculté de pouvoir disposer de nos cinq sens, d'avoir de quoi nous nourrir, dormir, ainsi que tous les détails participant à notre bien-être, même indirectement. Pourtant, vous me direz sans doute que cela a du sens, que chaque individu a conscience de toutes ces aspects, et c'est pourtant un problème qui ne cesse de perdurer.

En effet, la gratitude nous paraît tellement évidente que nous oublions d'y accorder du temps au quotidien. Nous nous contentons des principes de politesse traditionnels comme remercier une personne par exemple, c'est de la gratitude. Mais ici, je vous parle d'une pratique quotidienne, qui permettra à votre esprit d'adopter une posture positive et sur le long terme. Beaucoup associeront la pratique de la gratitude à la loi d'attraction, qui se concentre sur les pensées positives afin d'attirer le positif. La gratitude elle, se concentre sur la reconnaissance envers chaque chose que vous apporte la vie et envers ce que vous possédez déjà.

La gratitude est la clé de la sérénité

Loin de l'anxiété, de l'hostilité et le stress, vous serez capables de supporter les coups durs de la vie et équilibrer une envie d'abondance excessive. La pratique de la gratitude vous ouvrira les portes d'un quotidien plus serein, profitant de l'instant présent sous un climat léger, tel un rappel à votre enfance.

D'ailleurs, je viens de mentionner « l'enfance » et cela représente parfaitement l'idée de la gratitude. Si vous prenez le temps d'observer un enfant, vous constaterez que ce dernier s'émerveille de chaque chose positive faisant immersion dans son quotidien. Cela peut se traduire par son repas préféré, son film favori, l'idée d'aller faire une balade, des choses simples qui le rendent heureux. La pratique de la gratitude vous positionnera au cœur de cela en éprouvant du plaisir dans le moment présent et en étant heureux d'avoir ce que vous détenez, ou vivre pleinement le moment. Prenons un exemple : en me lançant dans l'écriture de cet ouvrage, j'éprouve une gratitude profonde envers tout ce qui m'a permis d'en arriver là. J'éprouve de la gratitude envers moi-même, les efforts et le travail accompli jusqu'ici, ainsi que chaque personne qui m'entoure et m'aide à avancer.

En d'autres termes, il est tout autant important de pratiquer la gratitude dans les choses simples, comme dans chaque grande réalisation. Ainsi, vous renforcez votre capacité à apprécier ce que vous possédez et êtes et vous serez aussi aptes à apprécier ce qu'une personne ou un collectif peut vous apporter de bon.

Les limites de la gratitude

Il est évident que toutes choses possèdent une limite, si vous souhaitez mener une vie heureuse, l'équilibre sera toujours au centre de tout. Ceci pourrait par ailleurs être une vraie contradiction : mener une vie équilibrée dans l'excès... Voici un excellent sujet de philosophie !

Bien que la pratique de la gratitude apporte des bienfaits notables, une fois poussée à l'extrême et sur le long terme, elle peut nous plonger dans une inaction, un immobilisme. Pratiquer la gratitude c'est être reconnaissant envers ce que l'on possède, un genre de contentement et de satisfaction personnelle. Pourtant, veillez à ne pas vous contenter de vos acquis puisque le piège est là : vous serez heureux de ce que vous avez, mais ne vous chercherez pas à créer cela en quelque chose d'évolutif, tourné vers l'élévation, cette version 2.0 pourtant accessible. Ceci est toute l'idée de cet ouvrage, vous diriger vers votre pulsion de vie.

D'autre part, et je vous le détaillerai dans quelques instants, la pratique de la gratitude doit être réalisée de manière saine. Cela évitera dans un premier temps votre passage vers l'inaction et vous pourrez nourrir vos gratitudes à un niveau bien plus élevé.

Comment pratiquer la gratitude ?

Vous pouvez pratiquer la gratitude par divers biais et avec le temps vous adapterez et personnaliserez cet exercice à votre image.

L'idéal est de commencer dès le matin, lorsque vous sortez de votre lit ! Cet état de pensée positive et optimiste influencera le courant de votre journée et ce n'est pas désagréable vous verrez. Prenez le temps de rédiger ce que l'on appelle des « affirmations positives », celles qui vous concernent et remerciez chaque chose que vous appréciez chez vous, autant physiquement que mentalement.

Durant votre journée, vous aurez suffisamment de temps pour traverser un large spectre d'émotions, et cela constituera la rédaction de vos gratitudes du soir. La réalisation de cet exercice avant de se coucher est très particulière, vous listerez les choses positives de la journée, et tenterez de remplacer les éléments négatifs en de réels cadeaux. Par exemple, si votre banquier vous a contacté en raison de fonds insuffisants ou de problèmes de gestion, voyez le côté positif : « Cet appel n'était pas une bonne nouvelle, mais grâce à cela je vais pouvoir apprendre à mieux gérer mes finances et accorder plus d'importance à cela. ». Ainsi, vous éprouverez de la gratitude, puisque grâce à cet appel, vous pourrez faire le point et ajuster cet aspect de votre vie.

D'autre part, votre inconscient assimilera ces bonnes habitudes lors du sommeil, comme une configuration informatique et vous pourrez observer de réels changements au bout de quelques jours. Aussi, vous pouvez rédiger une lettre de remerciements aux personnes qui comptent le plus pour vous, en général il s'agit de 3 à 5 personnes maximum. Enfin, il est possible de tenir un journal quotidien, dans lequel toutes vos affirmations et vœux seront inscrits (minimum 3 choses). En cas de période de doute, vous prendrez le temps les lire et rebondir.

JOUR 13
Sortez de votre zone de confort

Nous avons abordé rapidement cette notion au début de la quatrième partie de ce livre. La zone de confort est l'espace personnel dans lequel on se sent en sécurité. Cela peut être illusoire car en consultation bon nombre de personnes sont anxieuses, dépressives, phobiques ou obsessionnelles, y compris dans leur zone de confort. Cette zone est délimitée par ce qui rassure, ce qui est donc propre à chacun.

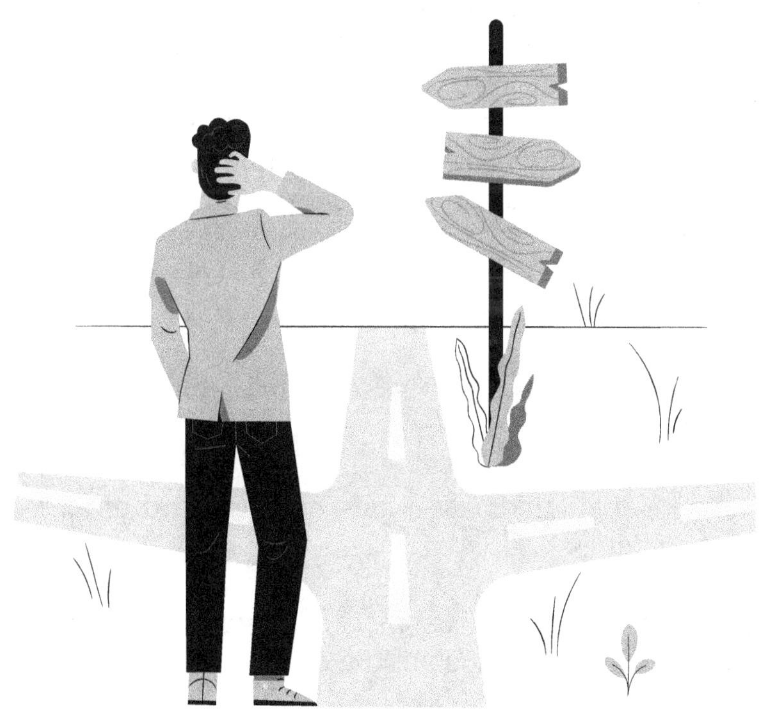

Dans cet espace peut aussi s'installer la routine, l'ennui, les habitudes malsaines, les dépendances, l'absence de regard de l'autre ou sur l'autre... Bref, on ne s'y remet que peu en question.

Lorsque nous avons abordé la thématique de la formation, nous avons évoqué cette opportunité d'apprendre, de développer sa créativité, d'aller au contact de soi et de l'autre. Voilà une parfaite illustration de ce que sortir de sa zone de confort apporte.

Une fois la zone de peurs traversée, nous entrons dans un espace d'épanouissement et de reconnexion avec son désir de rencontrer, voyager, découvrir.

En fait, vous avez clairement le choix. Vous pouvez aussi rester dans votre zone de confort et rien ne changera. Ce n'est ni une question de chance, ni une question de compétence. C'est le choix d'y aller ou pas. Quand j'ai quitté la banque en 2014, si j'avais écouté toutes les personnes de mon entourage personnel ou professionnel, je serais encore en train d'agoniser dans cette zone dite de confort. Ils ont juste projeté sur moi leurs peurs de sortir de leur propre zone de confort. Ce n'est pas de la chance, je ne suis pas plus intelligent que les autres, j'ai fait un choix. D'aucuns me disent que c'est courageux. Personnellement, je trouve que de rester dans sa zone de confort demande davantage de courage !

Soyez prudent(e), sortir de sa zone de confort développe prodigieusement la confiance en soi...

• Si vous le souhaitez, qu'allez-vous entreprendre pour sortir de votre zone de confort ?

• A quelles habitudes allez-vous tordre le cou en prenant quelques risques ?

• Quelle action allez-vous mettre en place **maintenant** pour répondre à votre souhait (de ce vous voulez pour vous-même).

JOUR 14
Suivre les personnes inspirantes

Dans cette partie nous allons parler des personnes qui peuvent apporter un impact positif dans votre vie. Elles influencent vos choix de vie, vos motivations et elles représentent généralement des modèles à suivre.

Conservez à l'esprit que notre monde regorge d'Êtres dont le parcours peut résonner en vous, avec un air de « déjà-vu » ; ces mêmes individus représentent un chemin à suivre tout en ayant conscience que vous êtes une personne authentique. Ces individus inspirants peuvent faire partie de votre entourage ou non, et peu importe la place qu'ils occupent dans votre vie, ils vous influencent positivement.

Trouvez un point de repère

Que vous souhaitiez exceller dans le domaine professionnel ou personnel, vous pourrez être confronté à une forme de solitude, à un croisement de votre vie en portant le poids de l'indécision quant à la direction à emprunter. Si tel est votre cas, suivre une personne inspirante vous permettra d'avoir un point de repère, un espoir qui vous motivera à atteindre vos objectifs.

Un célèbre économiste, *Jim Rohn* affirme le fait suivant : « Nous sommes la moyenne des 5 personnes que nous fréquentons le plus. ». En d'autres termes, si vous passez le plus clair de votre avec des personnes négatives et pessimistes, leur état d'esprit aura un impact sur le vôtre, un impact néfaste bien-entendu. Au contraire, en vous entourant de personnes optimistes, tournées vers l'évolution, vous penserez de la même façon de sorte à prendre les bonnes décisions et agir avec sérénité. Ceci est intimement lié avec l'idée de suivre les personnes inspirantes, peut-être que vous ne les fréquentez pas personnellement mais leur simple présence dans votre vie vous transformera.

D'ailleurs, c'est souvent le cas du développement personnel, vous suivez et apprenez d'un coach dont le parcours vous parle. Votre vie ne sera pas similaire à la virgule près, mais vous trouverez suffisamment de points communs pour monter à bord de votre train et réaliser vos propres expériences. Une personne inspirante vous partagera les clés fondamentales issues d'expériences de vie pour que vous puissiez les appliquer dans la vôtre, et mener une existence à votre image.

Prenons un exemple, celui de *Frédéric Barbey*, autrement-dit moi-même. Mes activités diverses me passionnent et m'animent depuis le commencement ; et malgré quelques doutes en cours de route, je me suis toujours entouré de personnes inspirantes. Ces personnes travaillent à mes côtés au quotidien, et d'autres m'inspirent par ce qu'elles m'apportent. Je pense en premier lieu à *David Vigneron* pour qui j'ai beaucoup de gratitude à l'égard de ce qu'il m'a apporté. Je pense aussi à *Michel Wozniak, Olivier Roland, David Laroche, Marcelle Della Faille, Antoine BM, Jean Riviere*. Ces personnes m'apportent les éléments nécessaires à la bonne évolution de ma chaîne et représentent de réels modèles. Mais prenez garde, en suivant des personnes inspirantes il est important de rester tels que vous êtes. La frontière vous limite à respecter vos valeurs personnelles, vos objectifs en évitant de devenir une pâle copie d'un autre.

Il existe également d'autres chaînes YouTube destinées au développement de l'Être ou dédiées à l'hypnose comme *Arnaud Riou, Ivan Skybyk, Jean-Michel Gurret, Jean Laval,*

Benjamin Lubszynski, Mike méditations, Cédric Alexandre, Cédric Michel, Jan et Olivia Médium, Nuréa TV, David Lefrançois et tellement d'autres encore.

Et vous ?

Qui sont les personnes qui vous inspirent ? Connaissez-vous un individu, de votre entourage ou non, qui créé un impact positif dans votre vie ? Prenez le temps de dresser la liste de ces personnes puis, vous détaillerez vos réponses à l'aide d'un panel de questions que j'ai préparé pour vous.

- Est-ce que cette personne est en lien avec vous ?
  Si non, comment l'avez-vous connue ?

- Qu'appréciez-vous chez cette personne ?
  Quelles sont ses qualités ?

- Cette personne a-t-elle un vécu similaire au vôtre ?
  Si non, qu'est-ce qui a suscité votre intérêt chez cette personne ?

- Appliquez-vous les conseils de cette personne ?
  Si oui, quels sont ces conseils ? Si non, pourquoi ?
  Cette personne représente-t-elle un modèle à suivre, une finalité ?

- Quelles actions seriez-vous prêt(e) à mettre en place pour tendre vers cela ?

III

- Reconnectez-vous à votre Pulsion de vie -

*« L'appel de la nouveauté est pulsion de vie.
Quand ce sentiment fait défaut – prison, maladie,
habitude, stupidité – on voudrait mourir. »*
Cesare Pavese

JOUR 15
Retrouvez votre verticalité

Afin de poursuivre l'expérience en quête de votre pulsion de vie, nous allons accorder cette partie à la pratique du yoga. Le yoga incarne pour beaucoup le symbole de la sérénité et de la paix intérieure profonde.

De façon générale, le yoga permet d'évacuer le stress et dissoudre les tensions afin de créer plus de bien-être. Lorsqu'il est pratiqué sur le long terme, vous pouvez constater une transformation incontestable dans votre mode de vie et la posture que vous adoptez au quotidien. De plus, cette discipline est riche de transmission, elle parvient à créer un équilibre serein entre le corps et l'esprit, participant ainsi à la découverte de notre pulsion de vie.

Parmi les bienfaits de la pratique du yoga et en accordant de l'importance à votre verticalité, vous retrouverez notamment des améliorations au niveau de votre santé : un système nerveux équilibré, le renforcement de votre système immunitaire par la stimulation des gènes, une baisse de la tension artérielle, l'amélioration de votre système respiratoire et pulmonaire, un meilleur tonus sexuel ainsi que de nettes restructurations musculaires et articulaires. Lorsque le corps et l'esprit sont en connexion profonde, vous vous retrouvez témoin d'un équilibre qui portera également votre spiritualité à un autre niveau.

Le Yoga-Sutra et le concept de Brahman

Dans l'histoire intellectuelle du monde et des croyances indiennes, l'érudit *Patanjali* décrit dans son recueil *Yoga-Sutra* ses réflexions sur le fonctionnement du mental et les façons d'intégrer le yoga dans votre vie.

Sont soulignées différentes philosophies, comme celle du « Vedanta », qui incarne la nature de l'Existence, mettant l'accent sur le fait que le Soi, appelé « Atman », est en lien avec le Brahman. Le Brahman désigne la pensée selon laquelle toutes les énergies universelles et divines se retrouvent en toutes choses, une réalité ultime dans un monde dénué d'illusions appelé « Maya ». Nous retrouvons également le concept de Brahman au cœur de l'explosion initiale, connue sous l'appellation célèbre « Big Bang ».

Ce concept relate la manifestation et la propagation d'énergies qui, une fois liées à l'Absolu, se mirent à créer les éléments solides comme la terre ainsi que l'air, les gaz, les fluides tels que l'eau. Ainsi, la pratique du yoga-sutra reposerait sur le fait que l'Homme doit se reconnecter au concept du Brahman, pour puiser dans ses forces puissantes et reproduire cet élan créateur.

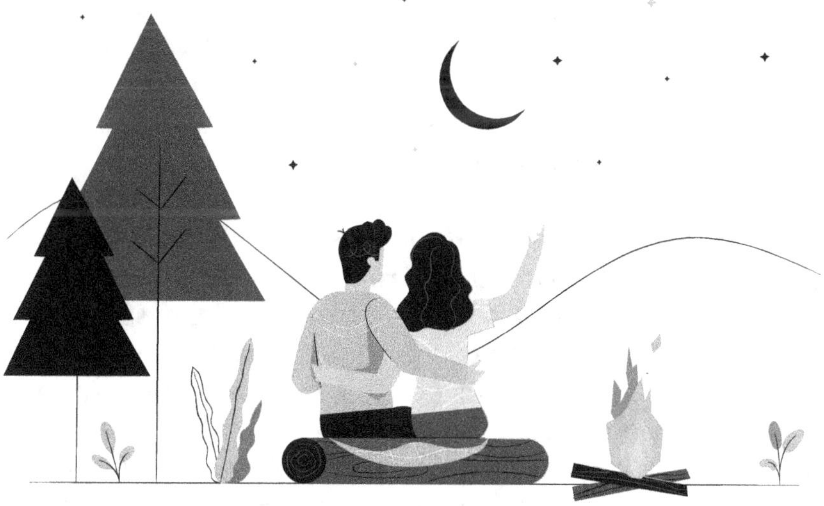

L'importance de la verticalité dans la pratique du yoga

Pour comprendre la notion de « verticalité », un retour aux prémices de l'Histoire n'est pas à négliger. Je vais fonder ces explications sur la transformation biologique des organismes vivants avec pour point de départ : les bactéries.

C'est au cœur des océans que les premières bactéries sont apparues, puis elles se sont transformées en algues bleues donnant vie aux poissons. De ce fait, grâce à leurs pattes embryonnaires, ces petits êtres se sont hissés au bord des berges, pour se développer en vue de passer à l'état de mammifère. Vous connaissez sans doute la suite, ces mammifères développeront la capacité de « penser » et se lever en quête de découvertes.

De cette façon, la notion de verticalité prend tout son sens, un élan inspirant l'Être à se dresser, prendre de la hauteur et se mettre en mouvement. D'ailleurs, *Patrick Tomatis*, un maître yogis transmet la pensée suivante : « *Au regard de l'évolution des espèces, l'homo-sapiens occupe une place spécifique et privilégiée de par sa position verticale et le développement cérébral associé : une capacité de raisonnement sophistiquée, l'émancipation de ses membres devenus supérieurs pour la seule activité de préhension et un langage élaboré associé à une phonation remarquable rendue possible par la forme coudée de son conduit vocal en sont quelques exemples.* » Ainsi, la verticalité prend également sous son aile une dimension spirituelle ouvrant l'Homme à la compréhension de sa propre intériorité.

« *En redressant votre colonne vertébrale, vous ouvrez également le bassin, la poitrine et les épaules afin de créer un espace suffisant à votre transformation.* »

Enfin, la verticalité ne concerne pas le redressement corporel et physique uniquement, c'est bien plus que cela, elle influence nos énergies et nos émotions. Adopter une posture verticale c'est s'ouvrir au monde tout en prenant de l'amplitude ; dans le cas inverse vous cloisonnerez vos énergies.

JOUR 16
Le bassin et la dimension énergétique

Dans cette nouvelle partie, nous allons travailler ensemble sur la dimension énergétique afin de vous rapprocher encore plus de votre pulsion de vie. Afin d'introduire l'exercice qui va suivre, saviez-vous que le ventre, et précisément le système digestif était un concentré puissant de neurones ?

En effet, les viscères sont considérés comme le deuxième cerveau de l'être humain. Ils abritent plus de 200 millions de neurones créant des interactions nerveuses avec notre système cérébral. Ainsi, en concentrant votre vision au niveau du ventre et du bassin, vous serez en mesure d'accroître votre vision transpersonnelle c'est-à-dire, approfondir la connaissance de soi en tant qu'être humain.

D'ailleurs, une citation intéressante de *Ken Wilber*, un théoricien spécialisé dans la psychologie transpersonnelle, affirme la chose suivante : « *Bien que la seule chose qu'une personne désire fondamentalement soit l'unité de sa conscience, la seule chose qu'elle fasse c'est d'y résister.* ». Ainsi, l'exercice du jour consistera à briser cette résistance et accéder à un état de conscience capable de vous connecter à votre pulsion de vie.

Exercices de bascules du bassin

Voici un exercice très simple que vous pouvez réaliser le matin au lever et également le soir avant de vous endormir.

Étape 1 : privilégiez un endroit calme, serein et à l'abri de toute distraction environnante. Allongez-vous sur le dos, sur un tapis de type Yoga de préférence.

Étape 2 : pliez les genoux de sorte que la plante des pieds soit à plat sur le sol. Les pieds sont légèrement écartés et les bras sont posés au sol.

Étape 3 : poussez sur vos pieds de sorte que le bassin se soulève légèrement à 2 cm du sol. Tenez quelques instants la posture, durant 6 à 10 secondes, en veillant à respirer normalement. Vous pouvez également positionner vos mains dans le creux des lombaires et exercer une légère pression.

Étape 4 : soulevez la région du pubis vers le haut, vous sentirez une contraction au niveau de vos cuisses. Vous pouvez également creuser la zone du ventre en le rapprochant de la colonne vertébrale.

JOUR 17
On augmente la circulation de l'énergie vitale

Je vais vous dévoiler un exercice à réaliser de façon quotidienne avant de démarrer votre journée et faire le plein de vitalité. Ce secret provient d'un yoga ancestral pratiqué à l'intérieur des monastères Himalayens.

Tout comme les exercices de méditation et travaux d'introspection personnels, mettre le corps en mouvement quotidiennement est une façon de créer l'harmonie parfaite entre le corps physique et l'esprit. En procédant ainsi, vous serez à même d'ouvrir vos différents canaux et centres de transmission énergétique communément appelés « Chakras » et développer peu à peu une énergie vitale globale puissante.

La méthode des cinq Tibétains est une façon aisée d'intégrer le yoga dans votre vie et en douceur, c'est une gymnastique énergétique que vous pourrez mettre en place de manière pratique tout en faisant preuve de rigueur.

Les cinq Tibétains : les secrets de la vitalité

Tous les secrets de la vitalité se cachant derrière la pratique des cinq Tibétains ont vu le jour en Occident à partir des années 1930. Cette méthode a été introduite et révélée par *Peter Kelder*, un auteur américain ayant produit de nombreux ouvrages bercés par la culture exotique.

La pratique des cinq Tibétains repose sur l'enchaînement de cinq postures ayant pour objectif de stimuler tous les chakras et entretenir une jeunesse éternelle. Ces mouvements contribueront également à l'amélioration de votre système musculaire et articulaire, afin de conserver votre corps souple et robuste.

Comment pratiquer les cinq Tibétains ?

Une chose est sûre, vous ne pourrez pas réinventer la roue puisque les cinq Tibétains concentrent des mouvements précis à réaliser. Il est recommandé de prendre quelques minutes quotidiennement, le matin de préférence, et de façon minutieuse.

Avant de vous partager le protocole à suivre, je tiens à vous mettre en garde afin d'éviter tout accident.

Bien que les cinq Tibétains doivent être pratiqués le matin, conservez à l'esprit que vos muscles sont froids au réveil ; n'effectuez pas de mouvements brusques et ne forcez pas. Si vous ressentez une douleur quelconque, stoppez l'exercice en cours avant de vous faire mal. D'autre part, je vous recommande également de marquer une pause entre chaque exercice et rester ancré dans le moment présent. Enfin, si vous êtes débutant, préférez le progrès lent aux précipitations téméraires, prenez votre temps et appréciez chaque sensation que les mouvements vous procureront.

Découvrez les cinq postures

Premier rite Tibétain

Ce premier mouvement a pour objectif de réveiller et relancer votre énergie, respirez de façon naturelle, sans forcer, et laissez votre corps travailler pour vous.

<u>Étape 1</u> : en position debout, tendez les bras en forme de croix de sorte que la paume de vos mains soit face au sol.

<u>Étape 2</u> : dans le sens des aiguilles d'une montre, tournez sur vous-même en maintenant le pied droit au sol et en utilisant le pied gauche pour apporter de l'impulsion.

Étape 3 : lorsque vous ressentez une sensation de vertige, stoppez le mouvement, cela est le signe de votre réveil énergétique. Maintenez vos pieds espacés et à plat sur le sol.

Étape 4 : joignez les deux mains, comme si vous réalisiez une prière, et patientez afin de retrouver une stabilité.

Étape 5 : répétez l'exercice jusqu'à l'apparition des vertiges.

Deuxième rite Tibétain

Grâce à ce second mouvement, vous renforcerez votre sangle abdominale ainsi que les muscles au niveau de votre cou. Vous stimulerez également la région du plexus solaire et apporterez plus de tonus à votre pancréas et votre thyroïde.

Étape 1 : allongez-vous sur le sol en prenant soin d'aligner vos bras le long de votre corps.

Étape 2 : en rentrant le menton, soulevez la tête ainsi que les jambes en simultané jusqu'à ce qu'elles soient en position verticale. En revanche, veillez à ce que le bas de votre dos soit en contact avec le sol. Maintenez la position et redescendez en douceur.

Si vous rencontrez des difficultés, fléchissez légèrement vos genoux pour faciliter l'impulsion.

Troisième rite Tibétain

Ce mouvement travaillera votre sangle abdominale, votre cou mais également vos hanches. Ainsi, vous propagerez l'énergie générée par le plexus solaire en direction de votre cœur.

Étape 1 : adoptez une posture à genoux, les bras le long des cuisses.

Étape 2 : en expirant lentement, inclinez votre buste vers l'avant de sorte que le menton trouve un appui contre votre poitrine et que la nuque soit étirée.

<u>Étape 3</u> : en inspirant, levez la tête et étirez le buste vers l'arrière. Contractez les fessiers afin de préserver vos lombaires et stabiliser votre bassin.

Quatrième rite Tibétain

Ce mouvement renforcera vos épaules, le bas de votre dos ainsi que les fessiers. Vous tonifierez également le bas-ventre, le cou et les genoux.

<u>Étape 1</u> : adoptez une posture assise, les jambes tendues devant vous et les pieds écartés et parallèles à la largeur de votre bassin. Vos mains sont également posées à plat contre le sol et de chaque côté du bassin.

<u>Étape 2</u> : initiez une profonde inspiration en ouvrant votre poitrine, soulevez simultanément votre bassin afin de former un angle droit avec vos genoux. Relâchez la tête en arrière en lâchant prise et revenez à la position initiale.

<u>Étape 3</u> : prenez soin d'ancrer vos pieds et vos mains contre le sol, et verrouillez vos bras et poignets pour éviter un déséquilibre ou une douleur articulaire.

Cinquième rite Tibétain

Grâce à ce dernier exercice, vous renforcerez vos épaules et étirerez l'ensemble de votre corps pour un moment de détente.

<u>Étape 1</u> : positionnez-vous à quatre pattes, vos mains posées à plat sur le sol et vos doigts légèrement écartés pour une meilleure stabilité. Vos pieds sont également écartés, parallèles à la largeur du bassin et de vos mains.

<u>Étape 2</u> : mettez-vous sur la pointe des pieds, le menton contre la poitrine, inspirez et poussez votre bassin vers le haut, lentement, en tendant les bras et les jambes. En positionnant la tête vers le haut et aussi loin que possible, vous ressentirez un étirement au niveau du cou.

<u>Étape 3</u> : en expirant, revenez lentement à la posture initiale.

Si vous êtes débutant, il est recommandé de répéter chaque rite trois fois lors de votre première semaine. Ensuite, augmentez le niveau en répétant les mouvements cinq fois, puis sept fois. Bien-entendu, si vous souhaitez maintenir une répétition de trois fois pour être suffisamment à l'aise, c'est tout à votre honneur.

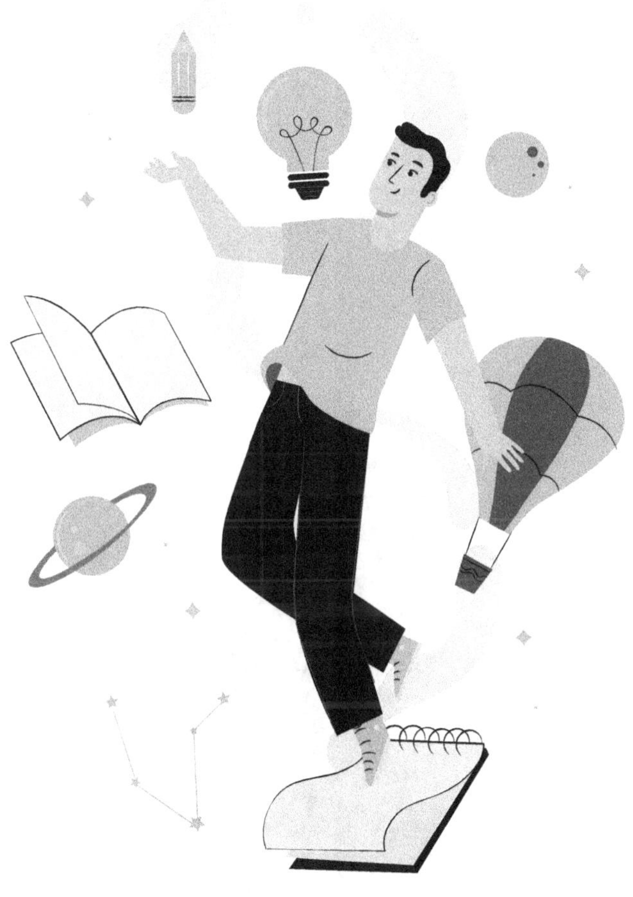

JOUR 18
Ouvrez vos chakras

Afin de célébrer cette nouvelle journée qui vous rapproche de votre pulsion de vie, nous aborderons ensemble la thématique des « chakras ». Il n'est pas impossible que vous ayez déjà entendu parler des chakras, un concept bouddhiste qui repose sur la circulation des énergies par le biais de canaux de transmission.

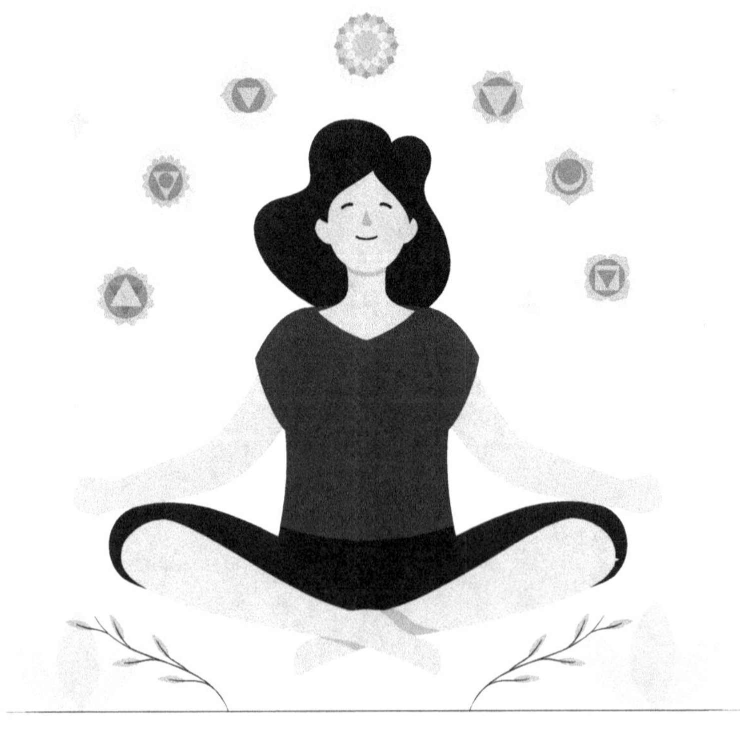

Introduction aux chakras

Commençons par le commencement, le concept de « chakras » provient des croyances bouddhistes selon laquelle toutes nos énergies sont reliées à des points d'entrée, étant également des points d'intersection. Chaque chakra permet aux énergies de circuler librement afin de maintenir un équilibre et préserver l'harmonie entre corps et esprit.

Chaque être humain possède sept chakras majeurs, situés à sept niveaux de notre corps, entourant ainsi notre enveloppe physique. De plus, la notion de chakra repose sur l'absorption et la maîtrise des énergies pour maintenir notre corps en bonne santé.

À la découverte des 7 chakras

Partons désormais en pleine exploration, je vous ai dressé la liste des sept chakras de façon détaillée et simple. Prendre connaissance de ces chakras majeurs vous permettra de les exploiter et continuer votre marche vers une vie de paix.

Premier chakra : *Muladhara*, le chakra racine.

Couleur : Rouge.
Élément : Terre.
Il est situé au niveau du périnée et relié aux organes sexuels. Ce chakra englobe également la vessie et le colon, il représente la force, la survie et l'enracinement.

Deuxième chakra : *Swadhistana*, le chakra sacré.

Couleur : Orange.
Élément : Eau.
Il est situé entre l'os pubien et le nombril, il englobe également les organes sexuels et représente la motivation, la libido ainsi que la confiance en soi. Ce chakra fait travailler votre créativité et stimule votre joie de vivre.

Troisième chakra : *Manipura*, le chakra du plexus solaire.

Couleur : Jaune.
Élément : Feu.
Il est situé à quelques centimètres au-dessus du nombril, dans la zone du plexus solaire. Il relie le foie, la vésicule biliaire ainsi qu'une partie du système digestif. Ce chakra représente le pouvoir personnel, l'élévation ainsi que notre capacité à agir et entrer en action.

Quatrième chakra : *Anahata*, le chakra du cœur.

Couleur : Vert.
Élément : Air.
Il est situé au niveau du cœur, il est relié à la circulation sanguine et la partie supérieure de notre dos. Il représente nos émotions, l'amour, la compassion, la modestie et l'envie d'aller vers les autres.

Cinquième chakra : *Vishuddha*, le chakra de la gorge.

Couleur : Turquoise ou bleu clair.
Élément : l'Ether
Il est situé au niveau des cordes vocales, du larynx, de la nuque et des oreilles. Il représente la parole, la communication, l'extravagance (en opposition à la timidité) et la sincérité.

Sixième chakra : *Ajna*, le chakra du troisième œil.

Couleur : Indigo.
Élément : le Mental.
Il est situé entre les deux sourcils et est relié au visage, au sinus et aux yeux. Il représente la clairvoyance, l'intuition, la force mentale, l'intellect, l'imagination et la perception.

Septième chakra : *Sahasrara*, le chakra couronne.

Couleur : Violet.
Élément : le Cosmos.

Il est situé au sommet du crâne et représente la réalisation de soi, l'illumination et l'ouverture d'esprit.

Quelle posture adopter pour ouvrir vos chakras ?

Avant d'entrer au cœur de l'ouverture de vos chakras, voici quelques étapes à suivre mettant en lumière la posture à adopter ainsi que la procédure à suivre pour une meilleure expérience.

Étape 1 : adoptez une position assise en veillant à ce que votre colonne vertébrale soit bien droite et verticale. Ramenez vos pieds à vous et détendez-vous peu à peu, laissez le stress et l'anxiété s'estomper.

Étape 2 : entrez en pleine méditation en concentrant votre respiration de sorte qu'elle soit régulière et profonde. Visualisez l'oxygène intégrer vos poumons et circuler à travers votre organisme pour éliminer les toxines.

Étape 3 : accordez une attention particulière aux battements de votre cœur, vous vous retrouvez conscient du circuit énergétique en vous et créez une harmonie parfaite.

Étape 4 : vous laissez désormais la place à vos énergies, visualisez-les en train d'englober votre corps entier d'une lumière orangée et jaunâtre, vous devenez plus brillant. Laissez vos énergies prendre de l'ampleur à chaque respiration.

Étape 5 : travaillez à présent sur chaque chakra tout en les énergisant un par un. Alimentez ce tourbillon énergétique par votre respiration en la rendant plus forte et plus lumineuse.

Étape 6 : à l'aide de la partie « Ouvrez vos chakras » à venir, suivez les instructions et commencez par le chakra le plus bas pour qu'il puisse influencer positivement les autres.

Étape 7 : une fois l'ensemble de vos chakras alimentés, visualisez l'ensemble et créez une harmonie lumineuse. Votre aura deviendra plus brillante, plus claire et plus forte.

Étape 8 : ouvrez les yeux lentement, et détendez-vous. Concentrez-vous sur les énergies circulant au sein de votre organisme et restez ancré dans le moment présent. Prévoyez entre 15 à 30 minutes pour chaque séance.

Ouvrez vos chakras

En découvrant la signification et la fonction de chaque chakra, vous réalisez sans doute l'importance de leur équilibre une fois l'harmonie créée. Chaque chakra est relié à une émotion ou facteur physique, lorsqu'un ou plusieurs chakras se retrouvent bloqués, cela porte des conséquences sur votre comportement ou santé physique.

Dans cette partie, vous saurez comment activer et ouvrir chaque chakra afin de retrouver votre équilibre et fluidifier la circulation énergétique.

Activez le chakra *Muladhara*

Son message : « J'ai »

Vous êtes renvoyé à la conscience de votre propre vie, vous vous préservez à travers la possession de patrimoine afin de faire barrière à la peur. La naissance incarne l'appartenance à un corps, vous accumulez des biens matériels de sorte à préserver ce dernier. Votre sagesse apparaît lorsque vous commencez à vous détacher de ces possessions pour laisser votre Être s'exprimer.

Pour ouvrir ce chakra : visualisez une image liée au plaisir et en rapport avec l'argent, la nourriture ou une satisfaction matérielle.

Activez le chakra *Swadhistana*

Son message : « Je sens »

Vous êtes renvoyé à votre première rencontre avec les autres, à commencer par les relations familiales. Vos émotions sont bercées par l'amour, la joie, l'angoisse, la culpabilité ainsi que tous les ressentis liés à l'enfance. Aussi, vous englobez dans votre esprit les rêves et le monde de l'imaginaire, un refuge dans lequel vous vous sécurisez.

Cela suscite une lutte interne puisque vous n'avez pas choisi de vivre toutes ces émotions et vous ne pouvez choisir votre environnement familial.

Pour ouvrir ce chakra : souvenez-vous d'une belle émotion de votre enfance, un souvenir rassurant lorsque vous étiez seul ou entouré.

Activez le chakra *Manipura*

Son message : « Je peux »

Ce chakra représente le pont entre vos liens familiaux et sociaux, ce qui procure une forme de stabilité et de force. La vie est abondante et vous savez recevoir tout en maîtrisant votre destin, vous vous affirmez également. Si ce chakra est bloqué, cela souligne une difficulté à rompre un lien avec l'enfance.

Pour ouvrir ce chakra : souvenez-vous d'un événement ou d'une période dans laquelle vous étiez en avant, en lumière. Ce souvenir peut également être en lien avec une satisfaction personnelle ou la victoire sur une peur.

Activez le chakra *Anahata*

Son message : « J'aime »

À travers la relation que vous entretenez avec les autres, vous voulez créer une union afin de goûter à l'amour universel. Ce chakra représente la conscience de soi, un épanouissement et une liberté personnelle face à autrui. Vous trouvez votre place au sein de la société et votre altruisme vous pousse à agir de façon désintéressée.

Pour ouvrir ce chakra : visualisez un visage qui ne fasse pas partie de votre entourage mais qui vous a ému. Ce souvenir concerne également un moment de joie intense provoqué par autrui.

Activez le chakra *Vishuddha*

Son message : « Je dis »

La vérité se transmet à travers la parole et l'écoute active, les deux fonctionnent en harmonie et doivent trouver un équilibre pour ne pas créer de blocages. Lorsque l'on est capable d'écouter autrui, il est important de conserver le droit de d'exprimer ce que l'on ressent.

Pour ouvrir ce chakra : choisissez un son comme une mélodie, une voix ou un bruit, et visualisez ce chakra comme un micro et un haut-parleur diffusant le son entre vos épaules et votre colonne vertébrale.

Activez le chakra *Ajna*

Son message : « Je vois »

Ce chakra vous pousse à vous interroger et porter votre réflexion sur des fondamentaux existentiels comme : *quelle est ma mission de vie ?* Il englobe les choses que vous maîtrisez et la pleine conscience que vous ne savez pas tout.

Clarifiez votre esprit et détachez votre savoir de l'égo afin d'entrer dans la clarté.

Pour ouvrir ce chakra : laissez votre flux de pensées sélectionner l'image la plus agréable, visualisez-la avec plus de précision et concentrez-vous sur elle. Ressentez chaque émotion, et laissez-la vous envahir.

Activez le chakra *Sahasrara*

Son message : « Je suis »

Vous vous retrouvez en lien avec la paix spirituelle et l'art de la connaissance, vous êtes dans l'accomplissement complet de vous-même. Vous devenez un Être pur, délaissant un bagage passé douloureux et lourd, l'âme est en harmonie profonde avec le divin et seule votre évolution compte.

Pour ouvrir ce chakra : visualisez-vous avec une chose unique que vous seul possédez, l'importance que vous accorderez à cette image reflètera l'intérêt profond que vous éprouvez. Puis, placez-vous mentalement dans l'ordre des choses et de l'univers, faisant partie du tout.

JOUR 19
Les Quatre Accords Toltèque

Afin de poursuivre ce voyage en quête de votre pulsion de vie, je vais vous parler d'un ouvrage intéressant dont les fondements se basent sur le fait d'être bien avec soi pour se sentir mieux avec les autres.

Le livre *Les Quatre Accords Toltèque* a été écrit par l'auteur et chaman mexicain *Miguel Ruiz* et a connu un succès planétaire puisque chaque ligne s'ancre au cœur de l'existence de chacun. L'auteur a pour objectif de briser des systèmes de croyances limitantes, ceux que nous développons depuis l'enfance, afin de rompre les chaînes qui nous éloignent de notre liberté personnelle. De plus, *Miguel Ruiz* nous invite à nous questionner sur le conditionnement éducatif et culturel. Il lève le voile sur des illusions fortement ancrées et change notre perception du monde et de nous-même.

Ainsi, je vais vous énoncer ces quatre accords, que vous pouvez considérer comme des règles de savoir-vivre et prendre connaissance des enseignements transmis par *Miguel Ruiz*. Je ne pourrai pas développer l'intégralité de son ouvrage, je vous invite à vous le procurer et le lire, mais je mettrai en lumière les idées principales afin que vous puissiez les intégrer à votre quotidien.

« Que votre parole soit impeccable »

Dans cet accord, n'utilisez pas la parole pour médire ou à des fins destructrices ou provocatrices.

Parlez avec intégrité et avec votre cœur, dites toujours ce que vous pensez et restez une personne franche. Les mots possèdent un pouvoir puissant, il est nécessaire de leur attribuer un rôle bienfaiteur et non destructeur, vous pourriez construire de nombreuses choses grâce à la parole puis qu'elle agit directement sur la réalité.

Pour respecter cet accord et le mettre en application, accordez un temps de réflexion avant de dire quoi que ce soit, il est dangereux de parler vite et d'en dire trop. L'auteur met également en avant le discours que l'on tient envers soi, en apprenant à maîtriser nos pensées de façon positive, nous cultiverons la même communication envers autrui.

« N'en faites jamais une affaire personnelle »

Ce second accord vous invite à créer une barrière entre vous et les attaques extérieures de sorte à être immunisé. Tout ce que disent et font les autres, que cela soit contre vous ou non, n'est qu'une projection de leur propre réalité. En étant sensible à cela, vous vous créerez une souffrance personnelle qui aura un impact sur votre liberté personnelle. Chaque parole, chaque acte, est le reflet d'une croyance personnelle fréquemment limitante, une critique ou jugement à propos de vous n'est qu'une idée reçue.

D'autre part, cet accord vous invite à sortir d'une bulle égocentrique, vous n'êtes pas responsable de chaque évènement qui se produit, et votre attitude n'y est pour rien. Prenez du recul dans chaque chose, ne ramenez pas à vous ce qui ne vous appartient pas et ne vous mêlez pas d'actes ou de paroles qui ne viennent pas de vous.

« Ne faites aucune supposition »

À travers cette troisième règle de vie, *Miguel Ruiz* vous parle des illusions, celles que vous créez automatiquement lorsqu'un désir profond émerge en vous. Cela va de pair avec le premier accord dans le sens où vous utiliserez la parole afin d'exprimer ce que vous voulez, de façon claire et précise.

Dans le rapport aux autres et les choses banales de la vie, nous émettons des hypothèses sur tout, nous supposons et élaborons des pensées loin de la réalité. De ce fait, nous finissons par croire à ces hypothèses et succombons à un poison émotionnel. L'application de cet accord demande beaucoup de courage puisque vous devrez être capable de vous exprimer, et d'écouter ce que l'on vous dit.

Prenez conscience que toutes vos suppositions émergent de vos pensées, celles que vous créez de toutes pièces. Le risque que vous prenez est de transformer cette idée en réelle croyance jusqu'à souffrir d'émotions inutiles.

« Faites toujours de votre mieux »

Dans ce dernier accord, vous apprenez à renforcer votre propre estime en faisant toujours de votre mieux afin de diminuer l'aspect négatif de votre esprit critique. Faites toujours ce qui est juste pour vous, et ne vous imposez pas de norme. La perfection et l'excellence n'existent pas et c'est une prise de conscience libératrice.

Configurez votre esprit de sorte à penser que vous êtes capable de réaliser telle ou telle chose, et de vous détacher du regard des autres. En créant cette tolérance interne, vous apprendrez à vous aimer et accepter l'idée que ce qui est juste pour les autres ne l'est nécessairement pas pour vous.

Après la découverte de ces quatre accords, vous réalisez qu'un alignement personnel peut avoir des impacts positifs sur votre rapport aux autres. Tentez d'intégrer et appliquer ces règles de vie afin de retrouver le chemin d'une existence épanouie.

JOUR 20
Initiez-vous au « Karma Yoga »

Dans cette partie, j'ai envie de vous parler du karma, c'est un terme que vous connaissez sans doute et qui peut éventuellement vous faire sourire.

Mais avant d'entrer dans le vif du sujet et partager tous les bienfaits du karma yoga, je vais revenir sur quelques points importants qui peuvent vous échapper. Vous constaterez par la suite que le karma yoga sort des sentiers battus, et contrairement à ce que vous pourriez penser, vous n'aurez pas à reproduire des postures.

Qu'est-ce que le karma ?

L'emploi du mot « karma » revient souvent dans certaines discussions quotidiennes, il s'est ancré dans notre vocabulaire afin d'exprimer, dans la majeure partie du temps, un mécontentement. Bien qu'il soit un terme connu de tous, le karma reste entouré de confusion et de mystère. Peu de personnes connaissent les secrets cachés derrière le karma et je vais vous dévoiler toutes ses facettes.

Le karma signifie tout ce que nous disons, faisons et pensons. Il définit des actions que nous commettons dans le présent et souligne le résultat de nos actions passées. Ce concept fait partie des bases du Bouddhisme et ses enseignements peuvent nous aider à donner un sens à de nombreuses choses dans nos vies. Ainsi, élargir la vision que nous avons du karma peut apporter une nouvelle perspective sur nos relations, notre travail et notre situation financière. D'autre part, lorsque nous employons le terme « karma », nous l'utilisons en faisant référence au fait que nous récoltons les résultats de quelque chose que nous avons semé dans le passé.

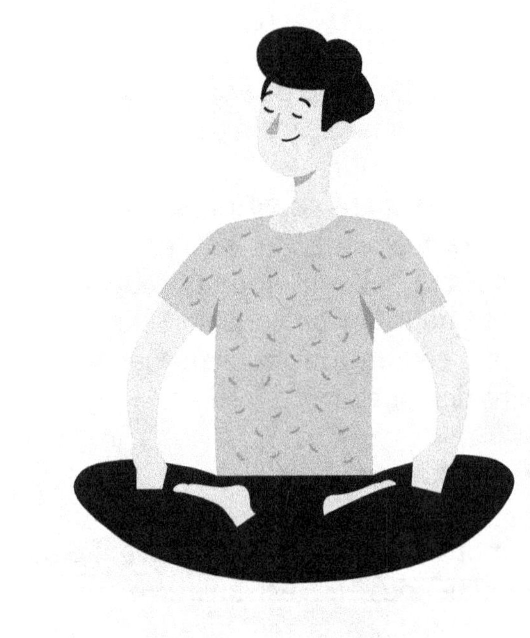

Pourtant, il est possible d'influencer la courbe de notre karma de sorte que ce dernier soit plus clément envers nous. Je ne vais pas vous parler de don, mais d'une pratique spirituelle apte à prendre conscience de nos actions et de nos paroles. Vous pourrez explorer cela à travers l'exercice du karma yoga, une pratique concentrée sur le réajustement de votre schéma karmique.

La pratique du karma yoga

Une notion est à conserver à l'esprit, équilibrer votre karma impliquera des changements sur votre façon de vivre. Cela a pour point de départ des décisions mineures pour sortir de schémas nous emprisonnant dans un karma plus ancien.

Pour pratiquer le karma yoga, inutile de vous retirer et réaliser un voyage spirituel à l'autre bout du monde. Les actes karmiques résident en tout et chaque chose, vos options sont même illimitées : participer à des œuvres caritatives, rendre service à un ami et même inviter une personne à participer à un projet. Le karma yoga réside dans l'union de la conscience individuelle et de la conscience collective. Il vous invite à réaliser des actions désintéressées et entreprendre chaque chose afin de nourrir votre paix intérieure.

De manière générale, l'être humain se projette dans le temps et analyse les conséquences de chacun de ses actes. En restant fidèle au principe de l'action/réaction, vous prenez le risque de vous emmêler dans une toile invisible. Tout comme « Les Quatre Accords Toltèque », le karma yoga vous invite à faire de votre mieux en recherchant la perfection dans l'action et non le résultat. Une fois associé à la méditation de pleine conscience, vous resterez ancré dans le moment présent et serez en mesure de définir si l'action en cours est bonne ou mauvaise, vous pourrez rectifier le tir en cas de besoin.

Si vous parvenez à maîtriser vos émotions et concentrer votre esprit dans l'action et non le résultat, vous influencerez votre karma. C'est en ayant pleinement conscience de nos actions que nous pouvons tracer l'évolution de notre courbe karmique, et ainsi vivre une vie abondante et riche.

JOUR 21
Prenez soin de votre corps

Pour cette nouvelle journée, je vais vous plonger au cœur d'une pratique peu connue et qui mérite d'être dévoilée au grand jour. Le cerveau humain possède des capacités que nous ne pouvons soupçonner, et encore mieux lorsque ce dernier s'allie à notre système énergétique naturel.

La méditation quantique est un exercice fascinant et très salvateur, il réunit le pouvoir de la méditation et la stimulation de vos énergies pour apaiser et guérir votre corps. D'ailleurs, lorsque l'on lit le terme « quantique » cela peut sembler compliqué, mais en réalité c'est bien plus simple que cela !

Comprendre le pouvoir de la méditation

Pour comprendre la méditation quantique, il faut revenir à la base de cette pratique au travers de la méditation à elle seule. J'imagine que cela n'a aucun secret pour vous et que vous êtes un fervent pratiquant ! Cependant, accordez-moi quelques lignes afin de souligner les traits principaux de la méditation.

Premièrement, la méditation repose sur la stimulation des zones du cerveau, formant un noyau stimulant à son tour le corps cérébral tout entier. Notre système cérébral est une banque de données qui envoie des signaux à notre corps physique afin de régir les différentes fonctions de ce dernier, comme la digestion par exemple.

D'autre part, il existe diverses formes de méditation et chacune peut offrir des résultats qui leurs sont propres. Par exemple, la méditation de pleine conscience a pour objectif de réduire la distraction et limiter l'apparition de pensées négatives.

Comprendre la physique quantique

Sur ce second point, je vais vous introduire la physique quantique de façon simple, concise et accessible. La compréhension de cette notion vous permettra d'aborder la méditation quantique d'une autre manière, et d'en savoir plus les tenants et aboutissants.

Lorsque vous observez le monde qui vous entoure, vous êtes-vous déjà demandé de quoi ce monde est fait, quels sont les éléments qui le composent ?

Partez du principe que chaque détail qui nous entoure est composé d'éléments en tout genre, ils peuvent être visibles à l'œil nu ou ils peuvent nous échapper. Cette notion reflète toutes les bases sur lesquelles la science repose : analyser et comprendre la composition des matières. Après la découverte des cellules et des atomes, de nombreux chercheurs ont réalisé qu'il existait d'autres matières encore plus subtiles, et des études ont été menées afin de comprendre ces dernières. Ce type d'étude est appelé : la physique quantique.

Lorsque la physique quantique rencontre la spiritualité, elles forment à elles deux un noyau puissant permettant d'explorer la métaphysique. De plus, nombreux sont les scientifiques ayant compris que la conscience et l'esprit appartenaient à un champ quantique soutenu par le cerveau.

La méditation quantique

La méditation quantique est un art dans lequel vous explorerez la conscience universelle pour avoir accès à des informations illimitées. De cette façon, vous vous plongez au cœur d'un pouvoir guérisseur et vous libérez une partie de votre potentiel infini.

Comment pratiquer la méditation quantique ?

Tout comme la méditation classique, choisissez un lieu calme, où vous vous sentez à l'aise et à l'abri de toute distraction. Réalisez un exercice respiratoire afin de relâcher toutes les pressions et d'entrer dans un état propice à la méditation.

<u>Étape 1</u> : adoptez la position dans laquelle vous vous sentez à l'aise, respirez profondément et de manière consciente.
<u>Étape 2</u> : retenez votre souffle aussi longtemps que possible et relâchez, répétez cela pendant 5 minutes jusqu'à atteindre un état de sérénité profond.

<u>Étape 3</u> : les yeux fermés, débutez un voyage en vous concentrant sur la guérison de vos cellules. Axez vos pensées sur la circulation de vos énergies et en réduisant la présence de pensées.

Je souhaiterais attirer votre attention sur la notion de « lâcher prise », contrôler son flux de pensées n'est pas une chose simple et cela prendra du temps.
Au fur et à mesure, vous pourrez observer un flux de pensées moins intense et dispersé, laissant plus de place à la circulation de vos énergies. Ces énergies ont pour point de départ votre tête, le Chakra *Sahasrara*, une zone ayant pour rôle d'éliminer nos déséquilibres physiques.

IV

- Développez votre spiritualité -

« La spiritualité transforme un prisonnier en homme libre, un pauvre en roi et la boue en or. »
Nelson Mandela

Ma réflexion pour illustrer cette quatrième semaine se base sur la théorie de *Maslow*.

Ce psychologue américain montre que les Êtres sont motivés par la réalisation de cinq niveaux de besoins, qu'il a hiérarchisés. Tant que les besoins de niveau inférieur ne sont pas accomplis, impossible d'atteindre le niveau suivant. Si cela est discutable aujourd'hui, sa vision a le mérite de modéliser la pensée selon laquelle le besoin de plus haut niveau est celui de l'accomplissement, comme souvent illustré à travers une pyramide :

Pyramide de Maslow

Besoins d'accomplissement

Besoins d'estime

Besoins d'appartenance

Besoins de sécurité

Besoins physiologiques

- **Besoins physiologiques** : dormir, se nourrir, boire, s'habiller... Bref : les besoins primaires biologiques et physiques
- **Besoins de sécurit**é : éléments de stabilité, de protection
- **Besoins d'appartenance** : intégration dans un groupe, statut social
- **Besoins d'estime** : être reconnu, être aimé, être accepté par les autres
- **Besoins d'accomplissement de soi** : se réaliser, s'épanouir, se développer personnellement.

Le développement de la spiritualité appartient à ce désir d'accomplissement de soi. C'est ce à quoi nous allons nous consacrer toute cette semaine.

JOUR 22
Développez votre intuition

Puisque nous en sommes à l'exploration intérieure, je profite du moment pour vous inviter à contacter votre guide intérieur.

Encore une fois, selon vos croyances, votre carte du monde, etc…, les représentations peuvent être très variées et je ne possède aucune vérité sur ce sujet. J'ai simplement ma propre représentation intérieure.

On les appelle guides, archanges, anges, alliés…. C'est peut-être juste une croyance et peu importe. Il y a cette force en vous, capable de vous guider.

La rencontre avec ce « guide intérieur » est facilité en état modifié de conscience, c'est-à-dire un état légèrement ou profondément décalé de votre état ordinaire de conscience, que l'on peut vivre avec l'hypnose, la sophrologie, mais aussi simplement parce qu'on observe un beau paysage, ou qu'on lit un livre passionnant…. Avec de la pratique, on s'entraine donc à vivre des perceptions « expansées », à voir et entendre mieux par exemple, percevoir l'invisible. Au fond, c'est peut-être ça l'intuition. Que ce soit en accès direct, ou parce que votre guide vous donne l'information, l'essentiel est la forme que cela va prendre pour vous.

Je reviendrai sur la thématique de l'intuition au jour 30 pour aller plus loin…

Dans la nature, posez-vous, prenez le temps de percevoir ce que le vent vous dit, le bruit des feuilles dans les arbres... *Birago Diop*, poète Africain écrivait :

> « Ecoute plus souvent
> Les Choses que les Êtres
> La Voix du Feu s'entend,
> Entends la Voix de l'Eau.
> Ecoute dans le Vent Le Buisson en sanglots :
> C'est le Souffle des ancêtres. »

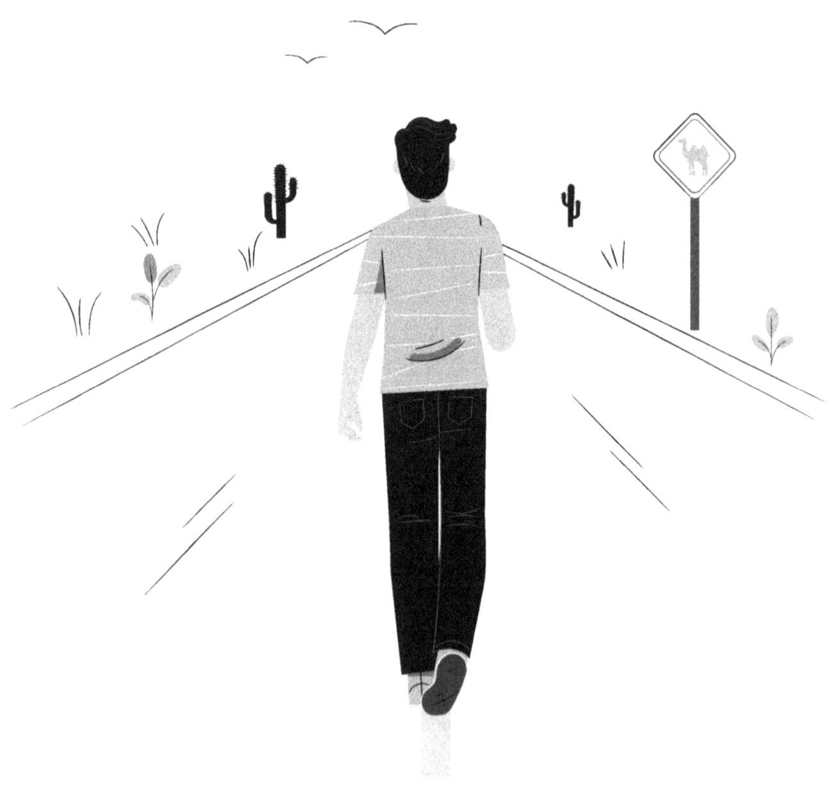

JOUR 23
Pratiquez la loi de l'attraction

Le thème de la loi d'attraction a largement été abordé dans le chapitre 8 de la partie 3 de cet ouvrage.

Nous avons également vu avec la pensée positive par exemple que nous pouvons agir en amont sur notre manière de penser et agir.

Il est possible également de formuler vos désirs, vos attentes. Dans la mesure où tout est à l'équilibre sur une plan énergétique, si vos pensées et actes sont alignés, vous allez commencer à recevoir. Encore faut-il activer votre demande.

Que vous appeliez cela Univers comme moi ou puissance divine ou tout autrement, formulez à voix haute votre demande (attention c'est puissant, il faut être au clair ! Vous êtes responsable de ce que vous demandez). Pour aujourd'hui j'aimerais que vous expérimentiez cela avant que je vienne compléter mon point de vue dans les prochains jours, notamment en relation avec le pouvoir de l'intention.

La loi de l'attraction implique du travail. Si vous réalisez une demande sans rien mettre en œuvre pour y parvenir, je vous souhaite bon courage ! Un *Mindset* clairement défini, des objectifs précis et des actions engagées sont les clés de réussite de la loi d'attraction.

Pratiquez la politique des petits pas. Formulez des demandes en relation avec des objectifs simples et voyez comment ça réagit. Ajustez, mettez-y de l'intensité, de la « foi ». S'y vous n'y croyez pas, ne le faites pas.

JOUR 24
Développez les pensées positives

Nous savons aujourd'hui que nos pensées conditionnent nos actions, nos émotions, notre physiologie, comme je l'ai suggéré plus haut. Imaginez un instant le pouvoir que vous avez sur vous en modifiant vos manières de penser les choses. On pourrait se dire que c'est impossible puisque nos pensées sont presque toutes inconscientes ? Poussez un peu plus loin votre travail, en activant la pensée sur des choses positives. Par exemple, vous pouvez vous répéter mentalement des phrases positives : « je suis confiant, j'ai confiance en la vie, mon sommeil est réparateur, je suis plein de force et d'énergie… ». Les possibilités sont illimitées !

En Inde, on pratique le Yoga Nidra depuis des millénaires. C'est une forme de sommeil éveillé, comme nous l'avons déjà développé dans ce livre. Pendant la pratique, le sujet répète mentalement un Sankalpa (littéralement pensée de lumière). Ce dernier est une pensée positive en relation avec une situation que le sujet souhaite mettre en œuvre. Et la pratique se fait jusqu'à réalisation de la pensée positive. Toute pensée positive se conjugue au présent. Il y a une grande différence entre « j'aimerai avoir confiance en moi » et « j'ai confiance en moi ».

Bannissez toute tournure de phrase négative, votre cerveau ne les entend pas. Répétez-vous par exemple « j'attire à moi les personnes bienveillantes » plutôt que « je n'attire plus les mauvaises personnes ».

JOUR 25
Entourez-vous des bonnes personnes !

*« Vous représentez la moyenne des cinq personnes
que vous fréquentez le plus souvent. »*
Jim Rohn

Dans cette partie nous allons parler des personnes qui peuvent apporter une influence positive dans votre vie. Elles guident vos choix de vie, vos motivations et elles représentent généralement des modèles à suivre.

Conservez à l'esprit que notre monde regorge d'Êtres dont le parcours peut résonner en vous, avec un air de « déjà-vu » ; ces mêmes individus représentent un chemin à suivre tout en ayant conscience que vous êtes une personne authentique. Ces individus inspirants peuvent faire partie de votre entourage ou non, et peu importe la place qu'ils occupent dans votre vie, ils vous influencent positivement.

Trouver un point de repère

Que vous souhaitiez exceller dans le domaine professionnel ou personnel, vous pourrez être confronté à une forme de solitude, à un croisement de votre vie en portant le poids de l'indécision quant à la direction à emprunter. Si tel est votre cas, suivre une personne inspirante vous permettra d'avoir un point de repère, un espoir qui vous motivera à atteindre vos objectifs.

La citation de *Jim Rohn* mentionnée plus haut explique que si vous passez le plus clair de votre temps avec des personnes négatives et pessimistes, leur état d'esprit aura un impact sur le vôtre, néfaste bien-entendu. Au contraire, en vous entourant de personnes optimistes, tournées vers l'évolution, vous penserez de la même façon de sorte à prendre les bonnes décisions et agir avec sérénité. Ceci est intimement lié avec l'idée de suivre les personnes inspirantes, peut-être que vous ne les fréquentez pas personnellement mais leur simple présence dans votre vie vous transformera.

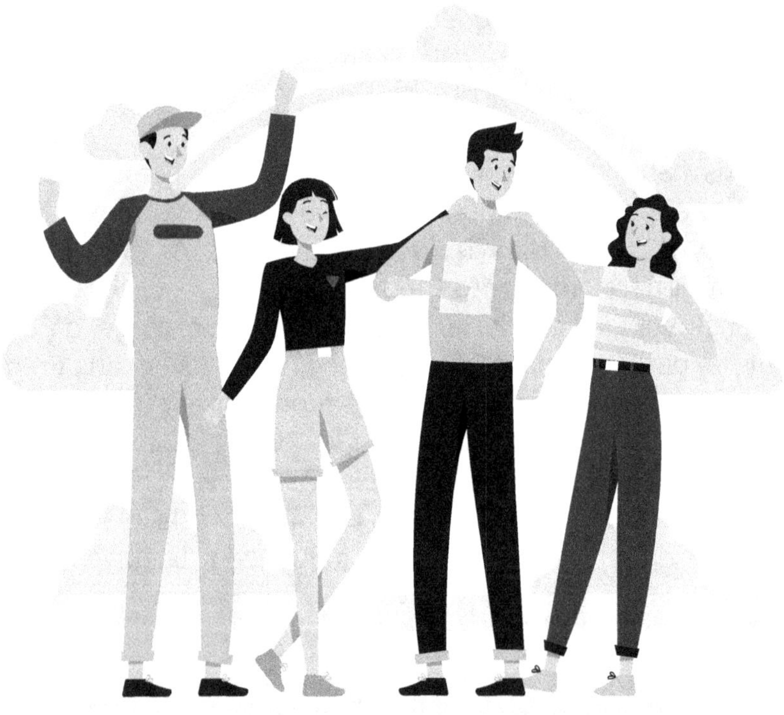

D'ailleurs, c'est souvent le cas du développement personnel, vous suivez et apprenez d'un coach dont le parcours vous parle. Votre vie ne sera pas similaire à la virgule près, mais vous trouverez suffisamment de points communs pour monter à bord du train du changement et réaliser vos propres expériences. Une personne inspirante vous partagera les clés fondamentales issues d'expériences de vie pour que vous puissiez les appliquer à la vôtre, et mener une existence à votre image.

Sur un plan plus holistique encore, je pense que nous sommes constitués d'un corps physique, mental, émotionnel, énergétique... Notre pensée, inconsciente principalement, va créer une action. Parler par exemple.

Ce qui sort de votre bouche vers votre interlocuteur va donc traverser votre corps émotionnel, énergétique et parvenir à l'autre.

Vous pouvez être parfaitement juste dans votre propos, si vous êtes mal dans votre peau, dans votre vie, si vous êtes en colère ou profondément triste, le message va être véhiculé AVEC ce que vous êtes. Votre interlocuteur va traiter l'information avec tous ces éléments au-delà des mots. Il va vous retourner de l'information selon le même procédé et... parfois ça « se rencontre » dans l'invisible. Et vous pouvez vous synchroniser sur la souffrance, le mal-être....

De manière brute, je pense donc que l'on attire ce que l'on est sur le moment. A l'inverse vous avez déjà vécu l'expérience d'une personne qui entre dans une pièce et pour une raison inexpliquée, elle vous met mal à l'aise.

J'ai vécu ces expériences bien entendu. Et l'inverse depuis quelques années aussi. Et l'autre n'est pas le problème ! Ça vient de soi, ce qui me convainc de poursuivre tout le travail sur la pensée positive et la loi d'attraction. Et curieusement (ou pas), j'ai commencé à « attirer » ce qui était très bon pour moi et toujours au bon moment !

JOUR 26
Le pouvoir de l'intention

Afin de célébrer cette nouvelle journée qui vous rapproche de votre pulsion de vie, nous allons parler d'un pouvoir que vous pouvez cultiver par le biais de vos pensées, afin de transformer le cours de votre existence.

Dans la vie, nous souhaitons tous obtenir des récompenses et acquérir ce que nous voulons au plus profond de nous. Ces vœux prennent en charge tous les domaines de vie, qu'ils soient amoureux, professionnels et personnels.

Prenez un instant et visualisez vos rêves les plus fous, ces envies profondes qui vous semblent démesurées ainsi que chaque chose folle que vous aimeriez réaliser. Imaginez une vie dans laquelle vous posséder tout cela, et je ne parle pas d'acquisitions matérielles uniquement, cela peut concerner un état émotionnel, une estime de soi ainsi que la vision que vous avez de vous-même. Je suis prêt à parier que cela vous donne le sourire et vous procure de la joie, du bonheur et de la satisfaction.

En réalisant durant un instant cet exercice de visualisation, vous avez réussi à vous projeter et ressentir des émotions futures. En actionnant le levier de votre système de pensée, vous avez transformé vos désirs en une image concrète ; une image dans laquelle votre corps psychique a su appréhender et ajuster votre capacité émotionnelle, n'est-ce pas fabuleux ?

J'ai une excellente nouvelle pour vous, vous venez d'aborder les prémices de ce pouvoir dont je vous parlais, le pouvoir de l'intention.

Le pouvoir de l'intention

Le pouvoir de l'intention est un principe que vous retrouverez dans les bases du développement personnel et de la spiritualité. Il porte également le nom de « *loi d'attraction* », une loi basée sur le fait que nous attirons ce que nous pensons. La loi d'attraction résume l'idée que toutes les pensées positives apporteront du positif, et toutes les pensées négatives attireront le négatif.

Le pouvoir de l'intention repose sur les mêmes principes que la loi d'attraction, il permet également de considérer comme positives toutes les choses qui manqueraient à se manifester dans votre vie.

Par exemple, si vous souhaitez de tout cœur participer au prochain concert de votre artiste favori et que cela arrive, tout ira bien. Au contraire, si pour une raison X ou Y cela ne peut être mis en place, c'est tout aussi bien.

Le pouvoir de l'intention vous invite à cultiver un état d'esprit positif et suggérer avec ferveur vos souhaits les plus précieux. Cette faculté se concentre sur un seul et unique aspect : le niveau d'attention que vous accorderez à une émotion ou une situation. En d'autres termes, si vous concentrez votre esprit sur une émotion telle que la colère, cette dernière sera amplifiée et créera une situation inconfortable. Au contraire, en concentrant votre *mindset* sur des affirmations et déclaration positives, vous éloignerez les doutes et vous dépasserez votre système de croyances limitantes.

Comment cultiver le pouvoir de l'intention ?

Développer le pouvoir de l'intention et attirer ce que nous souhaitons est un exercice qui demande la pratique et de la discipline. L'être humain succombe facilement aux aspects négatifs de sa vie à cause de croyances limitantes, mais en accordant un pourcentage dominant aux émotions positives, vous pourrez briser ces barrières.

Émettez des intentions claires

Lorsque vous créez et émettez une déclaration, faites preuve de clarté et de précision quant à ce que vous voulez. Construisez une intention suffisamment forte de sorte qu'elle rassemble votre envie, vos émotions et les raisons. Afin de clarifier cette notion, je vais partager un exemple avec vous avec l'intention suivante :

« Je veux être heureux. »

Très bien, cette intention souligne le souhait de vouloir mener une vie heureuse, mais encore ? Cette suggestion n'est pas suffisamment précise, il serait préférable d'apporter plus de consistance exprimant ceci :

« Je veux mener une vie heureuse, dans laquelle je ne serai plus prisonnière de mes émotions et de mes blessures. Je veux trouver le moyen d'avancer et me libérer afin de retrouver la paix avec moi-même. C'est une vie que je mérite et que je demande. »

Ici, votre intention est claire et vous savez ce que vous voulez, l'Univers mettra sur votre chemin une solution qui vous permettra d'accéder à tout cela. Aussi, votre intention doit être profonde et doit venir de votre cœur, vous pourrez ainsi créer un lien vibratoire entre vos désirs et les forces universelles.

Détachez-vous du process et du résultat

Le plus difficile dans la culture du pouvoir de l'intention est de freiner les questionnements et interrogations face à la manifestation de vos souhaits. Prendre du recul et faire confiance à l'Univers sont les mots d'ordre : ne tentez pas d'avoir une visibilité sur son mode opératoire et la façon dont votre vœu prendra forme. Focalisez-vous sur l'envie et le désir ardent de voir vos intentions se matérialiser.

Lorsque vous postez un courrier, vous savez que ce dernier arrivera à destination et pourtant la procédure ne vous intéresse pas. Vous ne posez pas de questions aux agents afin d'en savoir plus sur le traitement du courrier, vous les laissez accomplir leur travail.

C'est exactement la même chose avec l'Univers, vous déposez une lettre et il se chargera du reste (et c'est gratuit). Adoptez un état d'esprit confiant et serein, restez dans le lâcher prise et concentrez-vous sur le moment présent.

Exercice pratique

1) Trouvez un endroit calme, à l'écart de toute forme de distraction et attrapez une feuille de papier et un stylo. Vous êtes sur le point de rédiger votre première intention.

2) Avant d'écrire, prenez quelques instants et exercez une inspiration profonde, puis expirez afin de vous connecter à votre Être intérieur. Ancrez-vous dans le moment présent à travers une méditation de pleine conscience qui vous accompagnera dans la rédaction de vos souhaits.

3) Entamez l'écriture de votre intention en débutant par « *Je veux...* », rédigez toujours à la première personne car cela vous concerne. Attention, n'émettez jamais de souhaits à la place d'une autre personne, ou ne tentez pas d'obtenir quoi que ce soit de sa part à travers ce type d'exercice.

4) Une fois votre intention écrite, lisez-la à voix haute et plusieurs fois si nécessaire afin d'amplifier votre désir en le proclamant. Ensuite, je vous conseille d'enrouler la feuille de papier et de la brûler en symbole de transmission à l'Univers.

5) Faites désormais preuve de patience et de confiance, focalisez-vous sur la manifestation de vos envies et adoptez une posture optimiste.

JOUR 27
Le pouvoir du pardon

À travers cet ouvrage, vous avez appris à explorer et creuser chaque facette de votre Être intérieur afin de reconquérir votre pulsion de vie. Mon objectif est de vous accompagner dans l'exploration des blessures et des blocages les plus profonds, en traitant chaque aspect de votre vie, bercé par des expériences passées.

Cette journée vous demandera des efforts supplémentaires qui vous libèreront d'un poids difficile à porter face au beau voyage qui vous attend. Ce n'est pas l'exercice le plus simple de cet ouvrage mais il vaut la peine d'être réalisé en tous points, vous retrouverez plus de légèreté et de sérénité en brisant vos chaînes définitivement.

Le pouvoir du pardon

Le pardon possède un pouvoir guérisseur puissant, il peut transformer votre vie en ayant une autre vision des évènements passés et présents, permettant ainsi d'améliorer votre relation avec les autres et vous-même. Le terme opposé au pardon est la « rancœur », un sentiment créé par une prison émotionnelle dont il est difficile de sortir.

Il y a « pardonner » et « pardonner »

Dans cette partie, je souhaite mettre l'accent sur la notion de pardon et le niveau d'importance qu'il représente. Nous possédons tous une tolérance émotionnelle unique je vous l'accorde, mais en réajustant ce niveau de tolérance par l'apprentissage du pardon, vous serez en mesure d'alléger le poids qui pèse sur vos épaules.

Au cours de notre vie, nous sommes amenés à pardonner un large panel de situations, et parmi ces évènements certains génèrent plus de douleur que d'autres. Dans un premier temps, je vais vous apprendre à distinguer les niveaux de pardon existants avant d'entrer au cœur de ce qui crée de la pression énergétique.

Le pardon « ordinaire »

Le pardon ordinaire désigne ces situations de colère n'émergeant pas de réelles douleurs profondes et agressives. Cela concerne des esprits échauffés à propos d'un point de vue divergent, des conflits légers à modérés du quotidien créant une dispute ainsi que les problèmes de communication dans leur globalité.

Ce pardon que l'on considère comme ordinaire s'ancre dans le moment présent sans porter de lourdes conséquences sur l'avenir. Dans ce cas de figure, nous pardonnons ou nous sommes pardonnés après quelques heures ou quelques jours, la tension nerveuse diminue et finit par disparaître.

Le pardon « extraordinaire »

À travers la notion de pardon « extraordinaire », nous nous retrouvons face à des douleurs plus importantes qui marquent notre esprit et dans les cas les plus extrêmes notre corps physique.

Ce sont en général des évènements face auxquels nous éprouvons des difficultés à concéder puisqu'ils relèvent de la blessure brute. Ces situations impliquent également une difficulté à se relever, à avancer et poursuivre notre vie de façon sereine et optimiste. Elles affectent fortement notre vision sur l'existence ainsi que sa signification.

L'exercice qui va suivre impliquera un travail de pardon de type « extraordinaire » : revisiter les émotions suscitées par un ou plusieurs évènements afin de faire le point et passer à autre chose sainement.

Exercice pratique

Je le réitère, cet exercice n'est pas le plus simple mais il est bénéfique et indispensable si vous souhaitez poursuivre votre quête ultime. Prenez le temps de suivre les étapes et y accorder une réflexion saine.

Étape 1 : dites non à la souffrance

Continuer à vivre dans la rancœur c'est vivre dans une souffrance perpétuelle en laissant des émotions passées contrôler votre présent. Bien-entendu, ici il ne s'agit pas d'oublier du jour au lendemain, mais d'apprendre à ne plus laisser ce mal compromettre l'équilibre de votre pulsion de vie. Pour se faire, l'idée est d'éloigner de vous la source de cette souffrance et instaurer une distance suffisamment solide pour ne plus en subir les impacts.

Si une personne vous a profondément blessé par un acte ou des paroles, éloignez-vous de cette dernière hors de votre périmètre et mettez de la distance. Cependant, il existe des cas plus extrêmes qui impliquent des enjeux psychologiques et physiques. Dans ces situations précises, conservez à l'esprit que pardonner ne rime pas avec l'inaction. Il est important de mettre en place des actions et des démarches de sorte que l'auteur de votre souffrance ne soit pas dans l'impunité. Ainsi, votre souffrance sera reconnue, vous obtiendrez gain de cause et vous aurez la force de pardonner pour une vie de paix.

Étape 2 : exprimez-vous

Si vous feuilletez les pages de cet ouvrage dans le sens inverse, vous croiserez le chapitre dédié à l'intérêt de l'écriture (jour 7 de votre programme). L'écriture est une thérapie bienfaitrice qui prendra tout son sens dans votre progrès vers le pardon. De cette façon, vous irez vous confier à une feuille de papier et dévisserez la soupape ancrée en vous.

Pour pardonner, établir un état de fait face à votre douleur sera nécessaire et utile, vous avez conscience qu'un mal demeure en vous. Beaucoup penseront à confronter leur colère face à la source créatrice de leur souffrance, peut-être vous, mais ce travail de pardon implique rarement la partie adverse.

Prenez une feuille de papier et exprimez toutes les émotions, ce que vous ressentez, vos envies, vos désirs profonds afin de vider et alléger le cache de votre blessure. Il est possible de rédiger une forme de lettre que vous adressez au responsable de votre souffrance comme si le but était que ce dernier finisse par la lire. Ainsi, vous ne tomberez pas dans l'autodestruction en transférant la colère que vous éprouvez contre vous-même.

Étape 3 : faites confiance au temps

Le temps guérit les blessures à condition de l'accompagner dans sa démarche, en réalisant les deux premières étapes vous y avez contribué. Vous entamerez une introspection personnelle et prendrez le contrôle de votre vie en devenant le protagoniste principal. D'autre part, ne vous attendez pas à pardonner rapidement et si tel est le cas, gardez un œil sur les illusions possibles.

Lorsque l'acte de pardon est bel et bien présent, vous le saurez. Vous ne ressentirez plus de colère, de rancœur, ni de culpabilité envers vous-même. Aussi, vous remarquerez plus de dynamisme dans votre vie, un élan vers l'évolution faisant acte de votre pardon.

JOUR 28
Développez votre spiritualité

De mon point de vue, le développement personnel et la spiritualité sont étroitement liés, ces deux notions ont pour point commun l'élévation de soi et la recherche de la paix intérieure.

Dans cette partie, je vais souligner les principes fondamentaux de la spiritualité. Bien-entendu, vous êtes libre de ne pas adhérer à cela mais il est important de comprendre que la spiritualité est au centre de tout lorsqu'il est question de paix intérieure. Devenir une personne spirituelle ne signifie pas que vous vous retirerez dans un temple bouddhiste du jour au lendemain, au contraire, vous rechercherez la clé qui répondra à toutes les interrogations vous concernant.

Spiritualité et religion

Avant toute chose, beaucoup confondent la spiritualité et la religion ! Bien que ces deux notions reposent sur un système de croyance, conservez à l'esprit qu'il existe de réelles différences, et bien distinctes. La spiritualité se concentre sur une démarche individuelle tandis que la religion possède une perspective collective.

Que cela soit à travers la religion ou la spiritualité, l'objectif commun est de trouver la paix mais de façon différente. Par exemple, au sein d'une religion, le système de croyances se dirige vers un unique dieu, impliquant des cultes et autres traditions visant à honorer ce dernier. Du côté de la spiritualité, le système de croyances est multiple et rassemble de nombreux acteurs : les astres, les éléments, la nature, les animaux et bien plus encore. Chaque individu spirituel fait le choix d'orienter ses croyances comme il le souhaite, toujours en quête de paix intérieure à travers la connaissance de l'âme humaine.

D'autre part, il est tout à fait possible qu'une personne pratiquant une religion quelconque soit également spirituelle. Chaque système de croyances, qu'il soit religieux ou spirituel, apporte des effets bienfaiteurs et reflète une facette salvatrice. La religion rassemblera un groupe afin de partager et célébrer le dieu qu'il vénère tout en recherchant un bonheur intérieur en développant sa spiritualité. Enfin, que vous soyez religieux ou spirituel, ces deux notions rassemblent un dernier point commun : vos croyances reposent sur l'existence d'une force supérieure sur laquelle votre confiance s'installe.

Comment développer sa spiritualité ?

Si je devais définir la spiritualité en quelques mots, je dirais que c'est une façon de se connecter à ce qui est invisible afin d'apporter un sens à sa vie. Le but est de créer un alignement intérieur de sorte à mener une existence sereine et paisible. Il s'agit dans le cas présent d'une expérience et pratique personnelle qui ne concerne qu'un bien-être intérieur qui ne demande qu'à être exploré.

Pour développer votre spiritualité, vous devrez vous concentrer sur vous-même et partir à la découverte de votre identité profonde. Par ailleurs, vous avez commencé cet exercice dès le début de cet ouvrage, en reconnaissant vos blessures, en les traitant pour vous reconnecter à votre pulsion de vie.

1) Méditez quotidiennement

En pratiquant la méditation, vous apprendrez à contrôler votre esprit et orienter la nature de vos pensées de sorte qu'elles soient plus bénéfiques. De plus, la méditation est un excellent exercice qui apaisera vos émotions et régulera le système nerveux si vous traversez des périodes basses et sujettes à l'anxiété.

En prenant du temps de méditer quotidiennement, vous améliorerez votre capacité à écouter la petite voix qui sommeille en vous et développerez votre intuition tout en activant les canaux énergétiques.

2) Créez un contact avec l'invisible

Bien que certaines forces ne soit pas visibles à l'œil nu, il est possible de les sentir et de percevoir les messages qu'elles nous transmettent.

Ces forces sont également des « guides » mais elles peuvent être des Anges, des Archanges, des divinités, un animal totem et bien d'autres encore. Ces guides sont des messagers dont le rôle est de vous écouter, vous protéger et vous indiquer la meilleure voie à suivre. Pour créer ce contact, l'exercice est simple : le pouvoir de l'intention, que nous avons vu ensemble plus tôt.

Lorsque vous prenez la décision de vous adresser à vos guides, vous leur donnez la possibilité de vous aider et de vous accompagner. Ainsi, c'est une nouvelle porte que vous pousserez et vous grandirez spirituellement.

3) Rompez les liens avec le négatif

Il est évident que la négativité ne fait pas partie intégrante de la spiritualité, et nous sommes quotidiennement confrontés à des agressions extérieures qui peuvent affecter notre bien-être intérieur. Ces agressions peuvent provenir de notre entourage, des réseaux sociaux, des médias et tout autre canal ayant un lien direct avec nous.

Afin d'entretenir votre paix intérieure et développer votre spiritualité, il est nécessaire de rompre les liens avec les personnes ou les choses qui vous affectent. Dans la spiritualité, il est question d'apporter un changement significatif pour une vie sereine, un impact positif qui provient du plus profond de vous afin de rendre votre environnement plus sain.

Si vous ne savez pas par où commencer, utilisez le pouvoir de l'intention en demandant à vos guides de vous ouvrir à la rencontre de personnes positives et éventuellement connectées. Le temps travaillera pour vous et votre environnement reflètera plus de clarté.

4) Nourrissez votre esprit

Lorsque nous avons faim, nous recherchons de quoi sustenter notre estomac. En ce qui concerne la spiritualité c'est également le cas.

Si vous souhaitez nourrir votre spiritualité et entrer au cœur d'un réel apprentissage, sachez qu'il existe de nombreux ouvrages, vidéos et films qui vous enseigneront de nombreuses choses. Avec le temps, vous ferez un tri naturel face aux programmes et contenus que vous verrez, vous saurez mettre le doigt sur ce qui ne vous apportera rien de bénéfique et laisserez plus de place à ce qui contribue à votre bien-être.

En suivant ces quatre conseils, vous aborderez les prémices de votre spiritualité en douceur et de façon simple. Quant à l'évolution de cette dernière, vous vous dirigerez instinctivement vers ce qu'il y a de mieux pour vous et entrerez au cœur de votre pulsion de vie.

JOUR 29
Prenez soin de votre enfant intérieur

L'enfant intérieur est peut-être à nouveau une représentation symbolique, assurément cette partie de vous capable de candeur, d'inconscience, d'émerveillement....

C'est une part qui a aussi souffert par moment, entendu ou vécu des expériences, qui aurait aimé que les choses se passent autrement....

Prendre soin de son enfant intérieur, c'est soigner l'ego blessé.

Ces expériences de notre « petit », forment la reconnaissance de ces vulnérabilités, inquiétudes, ces souvenirs intimes qui ont forgé tant de croyances (par exemple : je ne suis pas à la hauteur, je ne suis pas capable, pas légitime, je n'y arriverai pas...).

Fermez les yeux et laissez faire le contact avec cette partie de vous enfant, laissez venir les images de ce petit dans la nature, et en douceur créez le contact, le dialogue, prenez-le dans vos bras et surtout, dites-lui qu'il y a un adulte à bord (vous) qui à partir de maintenant et pour toujours va prendre soin de lui (d'elle).

JOUR 30
Développez votre intuition - Approfondissement

En reprenant le cours de votre vie au rythme de votre pulsion de vie profonde, il n'est pas impossible que vous entendiez une petite voix au fond de vous. Oui cette petite voix, celle qui vous accompagne et intervient de façon inopinée.

Parfois, certaines actions peuvent nous sembler banales, et d'autres sont dirigées par une force intérieure indescriptible, et sans pouvoir l'expliquer vous êtes intimement convaincu que vous prenez la bonne décision. Il est impossible de mettre le doigt dessus, ni de poser de mots sur ce que vous ressentez, vous agissez et c'est comme ça. Cette petite voix est votre intuition, elle se manifeste souvent à des moments-clés: lorsque vous devez faire un choix important, et en exploitant le plein potentiel de cette faculté, vous serez en mesure d'appréhender ces évènements avec facilité.

Si je devais comparer l'intuition à quelque chose, je l'associerais à un radar personnel, un outil capable de tirer la sonnette d'alarme en cas de danger, mais qui peut également vous réconforter sur la meilleure voie à emprunter. L'intuition est un don inné présent chez chaque individu et dans cette partie, je veux vous aider à le développer.

Peut-on faire confiance à son intuition ?

Certaines prises de décision nécessitent une analyse ainsi que des faits tangibles pour mesurer des risques ou des avantages potentiels. Cependant, votre intuition vous amènera à réaliser des choses que vos pensées rationnelles ne pourront vous suggérer. En fait, l'intuition et l'esprit rationnel fonctionnent en duo, votre intuition vous apportera le flair et le rationnel vous permettra de garder la tête sur les épaules. Ainsi, en développant votre intuition, vous développerez votre intelligence émotionnelle.

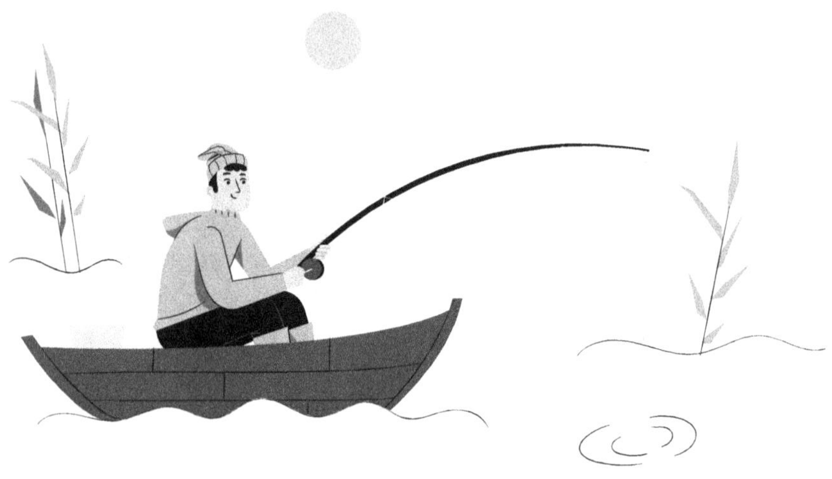

Comment développer son intuition ?

Pour développer votre intuition et profiter de son potentiel à un autre niveau, il existe des méthodes simples que vous pouvez reproduire chez vous :

- **Pratiquez la méditation**

Vous le savez sans doute, la méditation est un exercice que je ne cesse de mettre en avant depuis de le début de cet ouvrage. La méditation de pleine conscience notamment, vous aidera à ancrer votre esprit dans le moment présent afin de stimuler vos sens et votre perception. En méditant quotidiennement, vous apprendrez à maîtriser votre flux de pensées et clarifier votre esprit.

- **Développez votre empathie**

L'empathie réside dans la capacité à ressentir les émotions des autres, des animaux et de votre environnement comme la nature. Pour se faire, vous pouvez organiser une balade en pleine forêt ou au cœur de la campagne afin de vous rapprocher de la nature et des animaux. En ce qui concerne les émotions des personnes qui vous entourent, restez attentif à ce qu'elles dégagent.

- **Soyez plus attentif aux signes**

Ces signes étant communément appelés des « coïncidences » ne le sont pas réellement, et parfois vous pourriez être surpris de voir à quel point les synchronisations peuvent être fascinantes.

Pour explorer toutes les facettes de votre intuition, portez une attention particulière aux signes que vous envoie la vie, cela vous sera d'une grande aide. Ils peuvent se trouver à travers une chanson à la radio, un extrait de magazine ou au détour d'une conversation sur la terrasse d'à côté. Parfois il suffit d'un mot ou d'une phrase pour créer un déclic et réveiller votre intuition.

- **Utilisez un jeu de cartes**

C'est un petit exercice très agréable à réaliser et très révélateur, bien-entendu cela demandera du temps et beaucoup de pratique.

Prenez un jeu de cartes classique, mélangez le tas et retournez cette dernière face cachée devant vous. Les règles sont simples : tentez de deviner la couleur de chaque carte les unes après les autres. Cela vous permettra de travailler votre intuition qui, avec le temps, sera de plus en plus précise.

À force pratique, vous pourrez augmenter la difficulté en incluant les chiffres et les personnages de la cours.

Pulsion de vie

CONCLUSION

Le travail personnel et la régularité sont les éléments fondamentaux pour vous permettre de progresser. Et l'écueil est souvent là. Il faudrait que ça aille vite, car nous sommes souvent motivés, ou plutôt conditionnés par un désir d'instantanéité, il faudrait que les thérapies brèves résolvent des traumas profonds en deux séances.

J'appelle cela des touristes, ces consultants qui au fond, ne souhaitent pas s'investir, pas sentir... Je ne les juge pas au-delà de ce qualificatif. Nous ne sommes pas tous prêts pour aller au contact avec notre histoire, pas tous en capacité à sentir notre corps, nos émotions et tout ce qu'elles contiennent.

Mais pas de mystère, c'est une pratique quotidienne dont je vous assure qu'elle bouleversera vos croyances, vos projections, vos peurs...

Pour contacter votre PULSION DE VIE.
Et vous le méritez.

BIBLIOGRAPHIE

Allix, S., & Bernstein, P. (2019). *Manuel clinique des expériences extraordinaires*. InterEditions.

Assagioli, R. (1983). *Psychosynthèse : principes et techniques*. Editions EPI.

Balthazard, M. (2012). *Le magnétisme, le magnétiseur et le magnétisé*. Editions Trajectoire.

Baudin, P. (2012). *La Respiration Holotropique*. Editions Médicis.

Biadatti, G. (2009). *Magnétisme et hypno-magnétisme*. Editions Trajectoire.

Bourbeau, L. (2013). *Les 5 blessures qui empêchent d'être soi-même*. Editions Pocket.

Chambon, O., & Velde, V. L. (2016). *L'approche chamanique de la thérapie*. Editions Véga.

Chambon, O. (2009). *La médecine psychédélique, le pouvoir thérapeutique des hallucinogènes*. Editions Les Arènes.

Charbonier, J. (2018). *Contacter nos défunts par l'hypnose*. Editions Guy Trédaniel.

Chavas, B., & Blin, B. (2011). *Manuel de psychothérapie transpersonnelle*. InterEditions.

Corneau, G. (2004). *Victime des autres, bourreau de soi-même*. J'ai Lu.

Craig, G., Mesmaeker, A. D., Hansoul, B., Gurret, J., & Wautier, Y. (2016). *Le manuel d'EFT*. J'ai Lu.

Combe, J. (2013). *La voix de l'inconscient*. AFNIL.

Diamantis, I. (2003). *Les phobies ou l'impossible séparation*. Editions Aubier.

Dudoit, E., & Lheureux, E. (2013). *Ces EMI qui nous soignent - Expériences de Mort Imminente*. S17 Production.

Fangain, J. (1999). *Cours complet de magnétisme*. Editions Trajectoire.

Grof, S., & Couturiau, P. (1989). *Les Nouvelles dimensions de la conscience*. Editions du Rocher.

Grof, S., Couturiau, P., & Rollinat, C. (1996). *Psychologie transpersonnelle*. Editions du Rocher.

Harner, M., & Huguelit, L. (2012). *La voie du chamane*. Mamaéditions.

Harner, M. (2017). *Caverne et cosmos*. Mamaéditions.

IsraëL, L. (1994). *Cerveau droit, cerveau gauche : Cultures et civilisations*. Editions Plon.

Karpman, S. (2017). *Le Triangle dramatique : Comment passer de la manipulation à la compassion et au bien-être relationnel*. InterEditions.

Laureys, S. (2015). *Un si brillant cerveau : Les états limites de conscience*. Editions Odile Jacob.

Lowen, A. (2015). *L'analyse bioénergétique : Une thérapie psychocorporelle* (M. Fructus, Trad.). Enrick B. Editions.

Lowen, A., & Lowen, L. (2015). *La pratique de l'analyse bioénergétique : Exercices*. Enrick B. Editions.

Masquelier, G. (1999). *Vouloir sa vie*. Editions Retz.

Moss, R. (2008). *Le Mandala de l'Etre : Découvrir le pouvoir de conscience* (M. Seck, Trad.). Editions Albin Michel .

Moss, R. (2012). *Plénitude, empathie et résilience*. Le Souffle d'Or.

Nachez, M. (2012). *Les états non ordinaires de conscience - rêve lucide, transe, OBE...* Neo Cortex Editions

O'Hare, D. (2019). *Cohérence cardiaque 3.6.5.* (2e éd.). Editions Thierry Souccar.

O'Hare, D. (2018). *Cohérence kid - La cohérence cardiaque pour les enfants*. Editions Thierry Souccar.

Orr, L., & Halbig, K. (1994). R*ebirth : L'art de la respiration consciente*. Editions Dangles.

Reich, W. (1992). *L'analyse caractérielle* (P. Kamnitzer, Trad.). Editions Payot.

Ruiz, M. (2018). *Les quatre accord Toltèque*. Editions Jouvence.

Satyananda, S. (2001). *Yoga Nidra*. Editions Satyanandashram.

Sidelsky, R. (1995). *Rebirth, le pouvoir libérateur du souffle*. Editions Guy Trédaniel.

Usui, M. (2000). *Le manuel original de Reiki du Dr Mika Usui*. Editions Niando.

Vidal, C., & Beboit Browaeys, D. (2015). *Cerveau, Sexe & Pouvoir*. Editions Belin Litterature et revues.

Rabeyron, T. (2009). Les expériences exceptionnelles : entre neurosciences et psychanalyse. *Recherches en psychanalyse*, 8(2), 282-296. https://doi.org/10.3917/rep.008.0282

Revue 3e millénaire. Collectif (2018). n°127 : *Les états modifiés de conscience*.

Revue Inexploré hors série. Collectif (2017). n°6 : *Guérir : trouver sa voie, 40 thérapies naturelles et holistiques*.

INSERM. (2015, juin). *Evaluation de l'efficacité de la pratique de l'Hypnose*. https://doi.org/10.13140/RG.2.1.2165.7448

Stages et formations en présentiel avec Frédéric BARBEY :
www.voyageensoi.com

Formations en ligne : **www.formation-elearning.com**